→	急性期用 or 鎮痛	→ 〜〜〜
→	亜急性期・慢性期用, 抗炎症・鎮静作用	→ 小柴胡湯
→	気を鎮める, 抗炎症	→ 黄連解毒湯
→	気力をつける（気虚に）	→ 六君子湯
→	体力・気力をつける（気虚に）	→ 補中益気湯
→	貧血様症状を補う（血虚に）	→ 十全大補湯
→	初老期の訴え（腎虚に）	→ 八味地黄丸
→	冷えている状態に	→ 真武湯
→	水のアンバランスを改善する（水毒に）	→ 五苓散
→	血の溜まりを改善する（瘀血に）	→ 桂枝茯苓丸
→	血の溜まりを改善する（瘀血に）	→ 当帰芍薬散
→	下剤, 鎮静, 血の溜まりを改善	→ 調胃承気湯
→	漢方の基本処方	→ 小建中湯
→	虚弱者の処方	→ 小建中湯
→	気をめぐらせる（気うつに）	→ 香蘇散
→		芍薬甘草湯

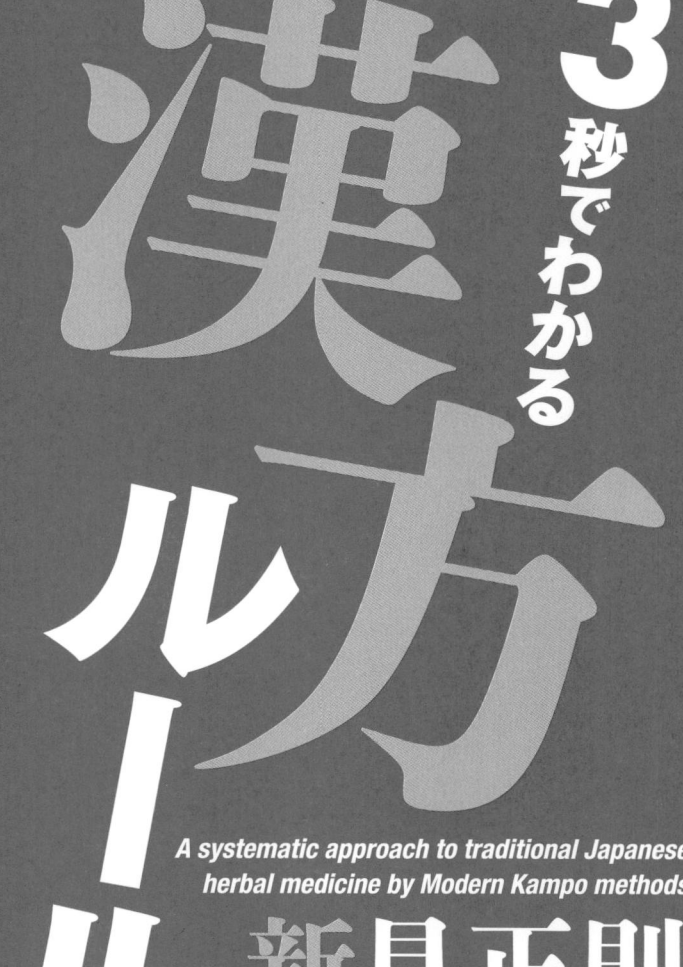

3秒でわかる 漢方ルール

A systematic approach to traditional Japanese herbal medicine by Modern Kampo methods

新見正則
帝京大学外科准教授

株式会社 新興医学出版社

A systematic approach to traditional Japanese herbal medicine by Modern Kampo methods

Masanori Niimi, MD, DPhil, FACS

© First edition, 2014 published by
SHINKOH IGAKU SHUPPAN CO. LTD., TOKYO.

Printed & bound in Japan

推薦の言葉

　漢方を使い始めると，たくさんの有効例を経験します．そんなときに漢方のルールが，わかりやすく理解できれば，診療の役に立ちます．新見先生がまた本を書きました．「3秒でわかる漢方ルール」なんてあるのでしょうか？　漢方は難しいものだ，そう簡単にマスターできるものではない，少なくとも10年ぐらいは苦労しなさい，と云われたことはありませんか．そんなことはない，やろうと思えば漢方治療はすぐに始められる，そういう便利な方法がある，自分は10年かかって現在に至ったが，そうではない近道を伝授しましょうと新見先生は云います．そこには，せっかく漢方に興味を持った人に，難しい"理論"を押しつけて嫌いになる人を減らしたいとの著者の願いがこめられています．

　この本の趣旨は，「生薬から漢方の世界を推論する」ことです．経験則によって導かれる漢方にルールがあることを著者なりの方法で導いています．仮想病理概念を排除するため，生薬レベルからのルールです．生薬から漢方の魅力に迫ることは，楽しく，合理的で，かつ漢方の曖昧感が払拭できます．生薬レベルからの法則を会得すれば，短時間で漢方薬の性質を理解できると著者は説きます．漢方薬の性質が僅か3秒で合理的に理解できる，ビッグデータの利用法と同じく，因果関係は考えず相関関係を調べることができる，複雑

な漢方の世界に法則性を導きだそうと云うものです．こういう方法もあるということで，まだ進化の途中だそうですが，どんな相関を考えたのか，この本をご覧頂きたいと思います．

　生薬の性質などから漢方処方の働きを推論することは，知っているととても役立ちます．生薬一つ一つの主要な働きを知ると，漢方処方の働きがわかるようになります．漢方処方の効能効果を知ることは一般に行われる勉強方法ですが，構成生薬の顔ぶれをみて処方の働きを知ることは一段上の勉強です．大塚敬節先生は，漢方を本当に学ぼうとするなら，まず生薬を勉強せよと教えました．しかし，多忙な臨床医家は，生薬の勉強までは面倒くさいと尻込みしたくなります．でもこの本を読むと，そんなことはない，生薬から漢方を理解することができると納得できます．処方の法則性を見いだそうとするのは，一段上のレベルの勉強ですが，実は面白い，実地に役立つことです．いつものように新見先生らしさが出ている楽しい有用な本です．ぜひ多くの方に読んでいただきたく推薦いたします．

平成 26 年 5 月
社団法人日本東洋医学会元会長名誉会員　松田邦夫

はじめに

　漢方薬は生薬の足し算の叡智です．わが国で使用されている約150の保険適応漢方薬は最大でも18の構成生薬からできています．そして，その構成生薬の総数は約100です．漢方薬に興味を持ち始めると，なぜ効いていたのかと原因を探りたくなります．そしてどの成分が有効だったのかという疑問が湧いていきます．もしも1つの成分が有効であるのなら，敢えて生薬の足し算をする必要はありません．副作用を減弱することが求められていなければ，有効成分を含有する生薬を内服すれば必要十分のはずです．

　漢方薬の魅力は，基本的にひとつひとつの生薬の力には限りがありますが，でもそんな生薬を足し合わせることで，効果を増強し，新しい作用を作り，そして副作用を減らしています．

　生薬から漢方の魅力に迫ることは，楽しく，合理的で，そして漢方の曖昧感が払拭できる方法です．そして経験的に蓄積された漢方薬の性質を，生薬レベルからの法則に落とし込めば，短時間でその漢方薬の性質を理解できます．そんな漢方のルールをまとめました．このルールを知れば漢方薬のいろいろな性質がわずか「3秒で」，合理的に理解できるものになっています．是非，体感して下さい．

2014年5月

　　　　　　　　　　　　　　　　　　　　新見正則

本書にヒントを得て，
新しいルール集の出版に挑戦される方にお願いです．
この本が役に立ったと書いていただけると嬉しいです．
また，転載を希望される方は編集部までご一報下さい．

　　　　　　　　　　　　　　　　　　　　　　　著者

目　次
CONTENTS

Ⅰ．相関の世界にわかりやすいルールを！

因果が大切か，相関で十分か？……………………14

ビッグデータ，そしてインフルトレンド ……16

コンプレキシティ（複雑系），そしてボイド …19

Improbable，つまり有り得ないこと！………21

この本の使い方 ……………………………………23

Ⅱ．まったくの初心者向け
　　——漢方が上達するために——

漢方上達のための7箇条 …………………………26
　❶いっそ，ラムネと思って処方しよう……… 26
　❷無限の海を泳がない ……………………… 26
　❸人の経験は信じない ……………………… 28
　❹食べ物の延長と思って処方する ………… 29
　❺保険適応でなければ意味がない ………… 30
　❻医療費の削減になることを体感する……… 30
　❼古典は読まない．腹診はしない ………… 31
　おまけ・勉強にお金を惜しまない ………… 31

究極の上達の法則
　　本当にラムネと思って使用する！…………32
　プラセボ効果……………………………… 33
　漢方は西洋薬と同じように有効か？………… 33

漢方の即効性を体感できる芍薬甘草湯❻❽ ……35
まず家族に，自分に試しましょう ……37
漢方の有益性を体感できる風邪処方 ……39
漢方薬 番号順 ……43
漢方薬 五十音順 ……47
生薬の読み方 ……50
漢方薬の名前の由来 ……53
　生薬の名前1つ＋湯　　　　　　　53
　生薬の名前の別名1つ＋湯 ……53
　生薬の名前1つ＋散 or 丸　　　　54
　生薬の名前1つ＋飲　　　　　　　54
　構成生薬をすべて羅列　　　　　　54
　構成生薬のいくつかを並べて記載 ……55
　生薬の合計数＋他の字句　　　　　55
　漢方薬＋生薬 ……55
　漢方薬＋複数の生薬　　　　　　　56
　漢方薬＋漢方薬 ……56
　生薬名＋作用 ……56
　大または小がつくもの ……57
　作用が書いてある　　　　　　　　57
　その他 ……57

Ⅲ. 中級者も納得！
　複雑で混沌とした世界に体系的法則を

漢方 15 分類チャート ……………………………60
- ❶ 麻黄（まおう）を含むか？ …………… 62
- ❷ 柴胡（さいこ）を含むか？ …………… 63
- ❸ 黄連（おうれん）と黄芩（おうごん）を含むか？ …………… 64
- ❹ 人参（にんじん）＋茯苓（ぶくりょう）＋蒼朮（そうじゅつ）＋甘草（かんぞう）を含むか？ …… 65
- ❺ 人参（にんじん）＋黄耆（おうぎ）を含むか？ ………………… 65
- ❻ 地黄（じおう）＋当帰（とうき）＋芍薬（しゃくやく）＋川芎（せんきゅう）を含むか？ … 66
- ❼ 地黄（じおう）＋山茱萸（さんしゅゆ）＋牡丹皮（ぼたんぴ）を含むか？ ………… 67
- ❽ 附子（ぶし）を含むか？ ………………… 68
- ❾ 茯苓（ぶくりょう），朮（じゅつ），沢瀉（たくしゃ），猪苓（ちょれい），半夏（はんげ），防已（ぼうい）を
　 2 つ以上含むか？ ……………………… 68
- ❿ 桃仁（とうにん），牡丹皮（ぼたんぴ），紅花（こうか），大黄（だいおう），当帰（とうき）を
　 2 つ以上含むか？ ……………………… 69
- ⓫ 当帰（とうき）を含み，地黄（じおう）を含まない ………… 69
- ⓬ 大黄（だいおう）（＋芒硝（ぼうしょう））を含むか？ …………… 70
- ⓭ 桂皮（けいひ）＋芍薬（しゃくやく）＋甘草（かんぞう）＋大棗（たいそう）＋生姜（しょうきょう）を
　 含むか？ ………………………………… 70
- ⓭ 膠飴（こうい）を含むか？ ………………… 71
- ⓮ 蘇葉（そよう），香附子（こうぶし），厚朴（こうぼく）を含むか？ …… 71
- ⓯ その他 ………………………………… 72

1 つの生薬で漢方の方向性がわかる ………73

すべての生薬の方向性 ……………………76

虚実のルール ………………………………82

寒熱のルール ………………………………87

腹診のルール …………………………………… 92
　腹力の判定 ……………………………… 92
　❶小腹鞕満 ……………………………… 93
　❷胸脇苦満 ……………………………… 94
　❸心下痞鞕 ……………………………… 94
　❹腹直筋の攣急 ………………………… 95
　❺心下振水音 …………………………… 96
　❻小腹不仁 ……………………………… 96
　❼腹部大動脈の拍動 …………………… 97
　腹診についてへそ曲がりの感想 ……… 98

気・血・水のルール ………………………… 99

気逆・気うつ・気虚・血虚・瘀血・
水毒のルール ………………………………… 103
　❶気逆 …………………………………… 103
　❷気うつ ………………………………… 103
　❸気虚 …………………………………… 103
　❹血虚 …………………………………… 104
　❺瘀血 …………………………………… 104
　❻水毒 …………………………………… 105

生薬数で分類 ………………………………… 108

生薬の加減で名前が異なる漢方薬 ……… 111
　1種類追加で名前が変わる漢方薬 ……… 111
　2種類追加で名前が変わる漢方薬 ……… 113
　1つ入れ替えて名前が変わる漢方薬 …… 113
　2つ入れ替えて名前が変わる漢方薬 …… 114
　2つの追加で漢方薬＋漢方薬 …………… 114

まれに使用される生薬から魅力を探る ……… 115
1 つの漢方薬だけに使用されている生薬 … 115
2 〜 3 の漢方薬に使用されている生薬 …… 116

IV. 上級者もビックリ！　さらなる混沌とした世界にも体系的法則を

六病位のルール ………………………………… 120

舌診のルール …………………………………… 125

脈診のルール …………………………………… 128

掲載の古典 ……………………………………… 131
アバウトという根拠 ……………………… 133

おまけとあそび

徒々なるままに ………………………………… 140
因果を求める患者には 五臓理論を語る … 140
漢方おたくの発言を！ …………………… 141
業界用語もありますよ …………………… 141
説得力のない症例報告はしないように！ … 142

漢方薬の生薬構成 ……………………………… 144

あとがき …………………………………… 159
参考文献 …………………………………… 160
索引 ………………………………………… 162

使用上の注意

　ツムラ保険適応内服漢方エキス剤128処方の範囲での解説です．塗り薬として紫雲膏があります．他社から他に約20種類の保険適応漢方エキス剤が販売されています．まず範囲を決めて勉強することが近道です．

　番号はツムラの番号です．含有生薬量もすべてツムラのものです．保険適応病名もツムラのものを参照しています．

　理解のための15処方（27ページ参照）は基本的に赤字で記載しました．

I. 相関の世界にわかりやすいルールを！

因果が大切か，相関で十分か？

　現代西洋医学は因果を求めて進歩してきました．以前は病気は自然に発生するとの説が唱えられていました．それが覆ったのは，19世紀半ばです．パスツールが行った白鳥の首フラスコ実験が有名ですね．肉汁が腐るのは自然に腐るのか，それとも微生物が原因かを調べたのです．塵が入らないように工夫した白鳥の首フラスコを使うと，煮沸して放置した肉汁は腐敗しないことを示しました．肉が腐敗するのは外界から侵入した微生物が原因だとしたのです．そして，因果が求められるようになりました．科学は進歩しました．20世紀は医療が進歩した世紀です．たくさん病気の原因がわかるようになりました．そして，その原因の解明によって，治療法が開発されています．これからも因果の究明は医学の進歩には必要です．

　しかし，現代でも臨床的に因果がわからない不調もあります．素晴らしい進歩を遂げた医学の検査をしても，原因がわからない病気や症状があります．むしろ因果がわかるのは感染症や外傷など限られたもので，実は，精神疾患，がん，膠原病，動脈硬化，高血圧などの領域でも本当の原因がわかっているものは少ないのかもしれません．

　そんなときに相関関係から治療法を選択できます．医療における相関関係とは経験です．その経験の1つが漢方薬です．漢方薬に現代医学的な因果を求めると

不幸になります．漢方薬を勧める医者も懐疑心が生まれ，漢方薬を飲む方も信じなくなります．症状が治る可能性があるという相関関係で十分ではないですか．

相関関係を調べる学問が，特に医学の領域で人間の集団の相関関係を調べる学問が疫学と僕は思っています．ロンドンでコレラが流行った19世紀，ある井戸がコレラの原因であると調べたジョン・スノウの物語は有名です．この井戸が病気とあきらかに関係があるとわかりました．コレラは空気感染ではなく，汚染された水を飲むと発症するということを突き止めました．

また，水俣病の因果を探ることは大切でした．しかしメチル水銀が原因と判明しなくても，ある工場からの排水に水俣病との相関関係があれば，それで病気のさらなる発症防止や，その後の対策が可能だったはずです．因果がわからなければ何もできないと思うこと自体に問題を含んでいます．

最近では，子宮頸癌のワクチンも鳴り物入りで導入されました．そしてたくさんの方が副作用と思われる症状で苦労しているようです．それを「心因性だった」と結論する報道もありました．しかし，もしも心因性としても，病気を予防するためのワクチンで歩行も困難となるような「心因性」の反応が起こるという相関関係だけでワクチンを打つ方も，受ける方も十分な情報だと思います．

僕は，以前は胡散臭いと思った漢方を相関関係の叡智だと理解できて，腑に落ちました．また，以前はなじみが薄かった疫学もとっても好きになりました．

ビッグデータ,そしてインフルトレンド

　ビッグデータとはすべてのデジタルデータの集積です．そしてアナログなものもデジタルにできる限り変換します．そして記録しまくります．コンピューターが普及し，デジタルデータが大量に安価に蓄積できるようになって生まれた概念です．一見ゴミにも思えるようなデータをひたすら溜め込みます．そしてそこから相関性を見いだそうというものです．

　インフルエンザの流行は医療機関でインフルエンザと診断された人を集計して，そして，それをグラフにして発表します．日本では国立感染症研究所，アメリカではCDC（アメリカ疾病予防管理センター）が行っています．迅速な方法でとても役に立ちますね．だってインフルエンザの原因はインフルエンザウイルスの感染で，その感染の有無が簡単なキットで判定できて，それを集積するのですから．因果関係に基づいた迅速な観察方法です．

　ところが，2009年に一流科学雑誌であるNatureにCDCよりも早くインフルエンザの流行を予測し，把握する方法が掲載されました．なんと検索業界の巨人，インターネットの覇者の1つであるグーグルのチームからの報告です．そのグーグルチームは検索語上位5,000万語から季節性インフルエンザの流行に関するCDCのデータとの相関性を調べました．そして45の検索語と，ある数式モデルを用いると，リアルタイム

に流行がわかると発表したのです．CDC の発表より 1〜2 週間早くわかるのです．

つまりインフルエンザが流行し出すと人々は検索エンジンでインフルエンザに関する情報を集めます．そこに注目したのです．過去のインフルエンザの感染情報は CDC から得られます．そしてその感染情報，つまり感染者数に比例する検索語を 5,000 万語から探し出し，45 に絞り，かつ数式を加えることで，ほぼ完璧に CDC と同じ感染者のグラフを作成できました．つまり，この 45 の語句と数式でほぼ予想できるようになったのです．

いままでの方法との違いは，なんといってもそのさらなる迅速性です．もちろん病院に行って，インフルエンザ感染をキットで確かめて，そして CDC に報告して，集計するのですから，これ以上の迅速性は有り得ないと思われていました．ところが，グーグルは検索語句から流行を予測できるので，病院に行く前から世の中の変化をほぼ確定的に推測可能となりました．すごいですね．でもちょっと恐ろしいですね．「インフルトレンド」と検索すると世界中の流行情報がわかりますよ．そして Nature の論文も閲覧できます．

これがビッグデータを医学に応用する一例です．そうすると因果関係はかすんできます．原因の探索は不要です．だってデータ量が膨大になると相関関係が確実に導かれます．つまりインフルトレンドでは，インフルエンザの検査，つまり因果関係の確定診断は行っていません．因果関係は無視して，相関関係の結論を

得ているのです．それで十分に役に立つのですね．

　映画「マネーボール」は，ブラッド・ピットがアメリカの野球チームであるオークランド・アスレチックスのゼネラルマネージャーであるビリー・ビーンを演じて，経験よりもデータで勝負し，年俸が安い選手を有効活用して，良い成績を残すというノンフィクションストーリーです．ビッグデータ有効活用の始まりですね．

　同じくハリウッド映画の「マイノリティ・レポート」はトム・クルーズが主役で，2054年のワシントンDCを描いたものです．ビッグデータによる犯罪予知システムにより，実際に犯罪を犯す前に，その犯行が予測できるようになったのです．すごいですね．でもちょっと恐ろしいですね．

　ビッグデータからはたくさんの相関性が見いだせます．それをどう利用するか．そして個人情報をどう守るかは大切な問題ですね．

ビッグデータとは

①あらかじめ目的を決めない
②集められる限りのデータを集積する
③正確性は不要．情報量が不正確さを凌駕する
④因果は求めず，相関を調べる

コンプレキシティ（複雑系），そしてボイド

　20世紀後半はワトソンとクリックによるDNAの二重らせん構造の発見を端緒として，遺伝子工学の素晴らしい進歩がありました．そして30億対のヒトDNAをすべて解析するヒューマンゲノムプロジェクトは2003年に終了し，ヒトの遺伝子は想像していたよりも少なく2万2000個と判明しました．60兆個の細胞からできているといわれる複雑な人間の体が，たった1つの受精卵から作りだされることは，未だに神秘的です．

　人間の複雑なしくみがどうしてたった1つの細胞に含まれる2万2000個の遺伝情報から作り出されるのでしょうか．遺伝子からはタンパク質が合成されます．体の基本となるタンパク質や触媒として働く酵素タンパク質が導かれるわけです．iPS細胞という大発見により臓器をつくる細胞は，つまり建物に必要な鉄骨や煉瓦や建材は，作製可能な段階に至っています．問題は，そこから臓器という複雑な建物が上手くできるかということです．細胞はできても，臓器はそう簡単にはできないだろうと思っていました．

　しかし，コンプレキシティ，つまり複雑系という学問を知って，iPS細胞から臓器を作ることも近い将来可能かもしれないと思っています．鳥の大群やイワシの群れなどが，整然と飛んで，泳いでいます．無数とも思える数の大群を極めて整然と動かすことは，ひとつひとつの個体に移動情報を入力していたのでは，

スーパーコンピュータを駆使してもできません．複雑すぎるからです．しかし，3つの法則をそれぞれの個体に入力することで，鳥の大群やイワシの群れの再現が可能になりました．これをボイド（BOIDs）と呼びます．3つの法則とは，①近づきすぎない，②同じ方向に向かう，③群れから離れすぎない です．この3つを入力するだけで，コンピューター上で再現可能になりました．興味がある方は，BOIDsと検索サイトに入力してください．つまり，一見複雑と見える中にも共通の簡単な法則があるということです．こんな法則が見つかれば，iPS細胞から複雑な臓器を作ることも夢ではなくなります．

　さて，最初に漢方に接したときに，そして漢方に少々興味を持って構成する生薬を学び始めたときに，僕には漢方は，混沌とした複雑な世界に思えたのです．だって，法則がほぼ皆無なのですから．なんとなく経験的に築かれた相関性で，そしてイメージパターンで漢方を理解しました．経験をすれば，たくさんの時間を費やせば，そんなイメージパターンを個々の漢方薬で会得することもできます．しかし，臨床医であるわれわれにはそんなたくさんの時間を漢方だけに割くことはできません．

　そこで，混沌とした複雑な漢方の世界に法則性をなんとか導き出そうと考えたのです．そんな思いでスタートしてプロジェクトです．是非，わくわくしながら，楽みながら，この本を読み進めて下さい．

Improbable, つまり有り得ないこと!

　僕の人生の約30年を省みても,たくさんの有り得ない（Improbable）ことが起こっています．学生の頃,皮膚の細胞から個体ができると答えれば,落第でした．ところが皮膚の細胞を初期化すれば皮膚の細胞からマウスなどの個体を作製できるようになりました．初期化する方法の1つがiPSの技術です．

　僕が,漢方をこんなにも好きになるとはまったく20年前の自分には想像できませんでした．でもいまは漢方の有用性を体感しています．そして日本に住むすべてのひとが,1億人が,漢方の恩恵に預かれることを願っています．そのためには,昔の僕のような漢方嫌いの先生を減らすこと,そして僕が10年近くかかった道のりを,漢方に興味を持った先生方には,スイスイと1年ぐらいで追いついてもらうことです．多くの医師が漢方の魅力を正しく理解し,そして保険適応漢方エキス剤を気軽に処方できる方法を提示することです．本書も,長年の経験則を体系的な法則に落とし込もうという壮大なアイディアです．

　数年前まで,僕は全く泳げませんでした．でも当時6歳の娘の勧めで泳ぎ始めて,そして趣味が高じてトライアスロンに挑戦するようになり,2012年には佐渡国際トライアスロン大会で3.8 km泳ぎ,190 km自転車に乗り,最後はフルマラソン（42 km）を14時間18分で完走しました．これも運動嫌いで金槌であった僕

には有り得ない (Improbable) ことです.

そして2013年9月には,マウスにオペラ椿姫を聴かせて,そして移植された心臓が拒絶されないという研究でイグノーベル賞をハーバード大学にて頂きました.これこそ有り得ない (Improbable) 研究結果と受賞でした.人には有り得ないことが起こります.是非,漢方が嫌いな先生方,漢方にハードルを感じている先生方にとって,この本がImprobableな本になることを願っています.

ピーター・メダワー卿の言葉

1960年にノーベル医学生理学賞を移植免疫学で受賞したイギリス人の科学者.

もしもある人が,①病気になり,②何らかの治療を受けて,③治ったとき,その人の健康を回復させたのはその治療のおかげではないかもしれないということを,その人に納得させる方法は医学界には存在しない.

Sir Peter Medawar
If a person a) is poorly, b) receives treatment intended to make him better, and c) gets better, then no power of reasoning known to medical science can convince him that it may not have been the treatment that restored his health.

(Thomas Gilovich : How We Know What Isn't So. Free Press, 1993 より)

この本の使い方

　この本は，漢方で経験的に語られている言葉や分類をできる限り法則に従って整理することを目的にしました．

　昔から患者の症状と漢方処方をつなげることは試みられており，それが漢方理論として発達したと思っています．一生懸命に打率（適切な漢方薬を選べる確率）が上がる工夫をしたのです．しかし，たくさんの漢方理論があります．そしてそれぞれに長所や短所があるのでしょうが，問題点は，多くが仮想病理概念をベースにしていることです．僕は仮想病理概念から，また仮想病理概念が誘導されると，まったく理解できませんでした．いまでも残念ながら仮想病理概念の羅列の世界は僕の思考能力を超えています．仮想とは，直接的に試せないという意味です．

　そこで，西洋医である僕はある企てを試みました．仮想病理概念を現実から理解する方法です．漢方薬は長い歴史を生き残ってきました．つまり，漢方薬にある種の病気の治療と相関性があることは間違いありません．そして漢方薬が生薬の足し算であることも間違いありません．生薬自体には仮想病理概念はありません．生薬が存在すること，そしてそれに薬効があることは現実です．疑えば試してみればいいですね．試すことができますね．そこで，各構成生薬からいろいろな漢方用語や漢方の分類などを導き出すことを試みま

した．生薬という現存するものから，漢方らしい言葉である虚実，寒熱，腹診，気血水，六病位，脈診，舌診を高い確率で推論しようという壮大な試みです．

相関性を持たせるためには，素となる本が必要です．それはまず，秋葉哲生先生の「活用自在の処方解説」としました．理由は秋葉先生のこの本は，ツムラの処方にほぼ準拠しているからです．そして次に松田邦夫先生の机にある清水藤太郎先生の「薬局の漢方」を参考にしました．

僕が生薬から導き出した法則でどれだけ説明できるか，皆様も楽しみながら読んでください．そしてその整合性をご自身で試してください．

のちほど「無限の海を泳がない」という勉強の秘訣が出てきます．つまり，この本では保険適応漢方エキス剤の約9割のシェアを占めている株式会社ツムラの128種類の内服薬を理解できることを目標にしています．例外を示す説明がないときは，すべてツムラの処方に準拠しています．

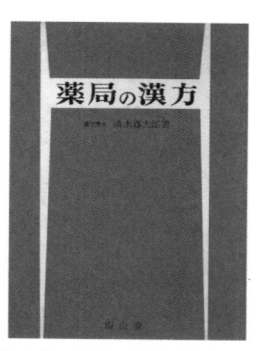

（清水藤太郎：薬局の漢方．南山堂，1963）

II. まったくの初心者向け
──漢方が上達するために──

漢方上達のための 7 箇条

1. いっそ，ラムネと思って処方しよう
2. 無限の海を泳がない
3. 人の経験は信じない
4. 食べ物の延長と思って処方する
5. 保険適応でなければ意味がない
6. 医療費の削減になることを体感する
7. 古典は読まない，腹診はしない

漢方上達のための7箇条

　僕の一番の希望は漢方を嫌いになってもらいたくないのです．漢方にまったく興味がなくて，最初から「食わず嫌い」で直感的に嫌いな人もいれば，一方で勉強を折角はじめたのに，嫌気がさして嫌いになる人もいます．この章はなんとかそんな人を増やさないために考えた，全くの初診者向けの上達の法則です．

❶ いっそ，ラムネと思って処方しよう

　漢方に興味がある方は，興味を持ち始めた方は，西洋医学だけの臨床ではちょっと困った経験があるのだと思います．最初は漢方を患者さんと医者とのコミュニケーションツール（会話の道具）として利用すればいいのです．ある意味ラムネと思って使用して下さい．

❷ 無限の海を泳がない

　僕が漢方を勉強しはじめたとき，ある講師の先生に「私は数百処方以上を使用しています」と自慢気に言われました．それを聞いて，僕には漢方は向かないと直感的に思いました．僕たちは臨床医です．臨床医が忙しい実臨床の合間に数百の漢方薬を覚えることは不可能です．そしてそれを使いこなすなどは永遠にできそうもありません．そんな漢方であれば，西洋医が使う

領域のものではないですね.

8年以上も前に,松田邦夫先生の外来に最初に伺ったときに,松田邦夫先生から「名医ほど少ない処方で対応します」と教えて頂いて,妙にホッとしたのがついこの間のようです.

西洋医が漢方を使うにあたって,少なくとも最初は保険適応漢方エキス剤しか使用しません.保険適応漢方エキス剤は内服薬で約150種類です.つまり最大でも約150の漢方薬を覚えればいいのです.漢方薬はメーカーによって,微妙に生薬の配合が異なります.そうであれば,最初は保険適応漢方エキス剤の9割近い市場を握っているツムラの128処方に限って覚えることが明瞭な範囲設定になります.

128処方も最初は無限の海に思えるので,まず理解のための15処方に限って考えればいいと思います.以下,理解のための15処方は基本的に赤字で記載します.

理解のための15処方

麻黄湯㉗　　小柴胡湯⑨　　黄連解毒湯⑮

六君子湯㊸　　補中益気湯㊶　　十全大補湯㊽

八味地黄丸⑦　　真武湯㉚　　五苓散⑰

桂枝茯苓丸㉕　　当帰芍薬散㉓　　調胃承気湯㉔

小建中湯㉚　　香蘇散⑰　　芍薬甘草湯㉘

❸ 人の経験は信じない

　漢方を嫌いになる理由の1つが，西洋医からすると理解できない用語や診療です．そして昔の言葉が出てきて，その後，治ったといった成功談が多数現れます．僕はそんな，西洋医としては訳のわからない成功談を読むたびに，漢方の胡散臭さが増しました．ではどうするか．人の経験は信じなければいいのです．全部無視しろとは言いません．でも信じられないもの，ついて行けないもの，訳のわからないものはパスしましょう．それが漢方嫌いにならないコツです．そして，自分の経験を増やしましょう．自分の経験に嘘はありません．そして仲の良い漢方を処方する友達をみつければ経験は何倍にもなります．

　症例報告はすべて嘘も書けます．こんな難しい患者が来て，こんな処方で見事に治ったと言われても，本当か嘘かはわかりません．また困った症例で，いろいろと漢方薬を試したのに，最初から見事に，やっと見つけた漢方薬を処方したと，名医を気取ることもできます．日頃から腹診や脈診は大切と言っているから，この漢方が効いたのだから，こんなお腹でこんな脈だろうと，初診所見に加えることもできます．つまりすべてを信じるしかないですね．素直に信じられて，そしてどんどんと漢方好きになる場合は無用なお節介です．しかし僕のように，へそ曲がりの西洋医は，いつもいつも疑ってかかります．そんな僕のような性格の人は，是非，自分の経験だけを信じましょう．そして

自分の経験を増やしましょう．そこには嘘は全くありませんから．

❹ 食べ物の延長と思って処方する

漢方薬は食べ物の延長と思って処方すればいいのです．つまり気楽に処方してみればということです．食べ物でもまれに副作用はおきます．ですからまれに何か起こることがあると念頭に置いてあれば，それ以上の危険は生じません．医者も患者も「漢方は自然のものだから100％安全」と思っていると，まれに不幸な副作用を経験します．「漢方でもまれに何か起こりますよ．何か起これば中止してください」と言い添えれば，安心して使用できます．

「漢方薬にも危険はあるから，初学者は簡単に使用するな！」と説明する漢方の先生もいます．そうであれば，薬局で漢方をOTCとして販売することを規制すべきです．OTCで売られている漢方と，医療用漢方エキス剤に差はほとんどありません．OTCの漢方を認めて，西洋医が簡単に漢方を処方することに懸念を示す態度は整合性が合いません．漢方も少しは危ないのです．でもそれはOTCで売られるクスリのレベルの危険性です．

漢方薬に依存症も離脱症状もありません．SSRI，睡眠薬や抗不安薬のように，一度飲み始めると止められなくなる，止めると不快な症状が生じるなどの危険性がないのです．ですから気軽に処方できるのが何より

漢方の利点と思っています．

❺ 保険適応でなければ意味がない

　僕が西洋医学の限界に気がついて漢方を手にした理由は簡単です．漢方は健康保険でカバーされるからです．世の中には，世界にはたくさんの補完代替医療があります．そのなかでわれわれ，日本の西洋医が漢方を選ぶのは，健康保険が適応だからで，それ以外の理由はありません．つまり，漢方が保険適応から除外されれば，西洋医の臨床現場では，漢方の魅力はなくなります．

❻ 医療費の削減になることを体感する

　漢方薬は保険が利いて，そして3割負担であれば，1ヶ月の平均薬代は約1,000円です．一般的な西洋内服薬の平均薬価が3割負担で約5,000円ですので，1/5です．そして，漢方薬は生薬の足し算で，通常は1種類，または相性の良い2剤を使用します．それ以上を使用すると効きが悪くなります．つまり，多くの訴えを1剤または2剤で治せる可能性があります．そして西洋薬剤の内服が減れば，当然に医療費の削減になるのです．

❼ 古典は読まない，腹診はしない

　最初から古典は読まないほうがいいです．そして腹診はしないほうがいいです．それは古典を最初から読むと，僕のような西洋医はそれだけで胡散臭さが増すのです．本当は良いことが書いてあるのに，それが最初は理解できないのです．そうであれば，古典を読まないことがなにより漢方嫌いにならない選択肢です．また，腹診も最初は理解できません．お腹の表面にすべての病気のヒントが現れると言われても，胡散臭さが増します．パスしましょう．

　しかし，脈は触っています．手を握っているのです．手を握るとそれだけで，信頼感が増し，そして脈もいろいろな脈があると自覚できます．それでいいのです．同じ血圧でいろいろな脈があるとわかれば，そしてなにより，スキンシップの道具です．外来がより上手く回るようになりますよ．試しに，全員の手を握ってみて下さい．

おまけ・勉強にお金を惜しまない

　なんでも勉強するには時間とお金と努力が必要です．通常，正しくお金を使えば，時間と努力を必要最小限にすることができます．漢方の勉強に何百万円も必要とはしません．しかし，10万円以上はかかります．本を買う，遠方でも気に入った講師の先生の話は聞きに行く．是非，お金を惜しまず，貪欲に勉強して下さい．

究極の上達の法則
本当にラムネと思って使用する！

　いっそ，ラムネと思って使ってみましょう．それが嫌いにならないコツです．人の体は自然治癒力があります．そして多くの訴えは時間が解決してくれます．実は治っていなくても，その症状を受け入れられるようになれば，それでいいのです．臨床医とはそんなものです．臨床が好きな先生ほどそう思っているでしょう．時間を稼ぐための道具が必要です．まず，そんな立ち位置で漢方を使ってみましょう．現代西洋医学で治らない患者さんが，漢方で，それも4週間ぐらいで治ることなどないと思っておきましょう．ラムネのつもりで，つまりプラセボ効果を期待して使ってみればいいのです．プラセボ効果で治せるような名医を目指しましょう．最高の褒め言葉ですね．そうするとどう考えてもラムネよりも漢方が効いている経験をたくさんします．まれに漢方のミラクルも起こります．患者さんは神様のように慕って，そして感謝してくれます．ただ漢方という別の引き出しを知っていただけなのに．漢方は「食いものの延長」と思って試せばいいのです．何よりの魅力は，依存症や離脱症状がないことです．気軽にどんどん処方しましょう．そして体全体が治ることがある，何でも治せる可能性があることなどを体感しましょう．自分で実体験することが何よりの上達の法則です[36]．

プラセボ効果

　思い込みで良くなることをプラセボ効果といいます．これは実はものすごい力があります．ニューロンという一流医学雑誌に載った報告です（Neuron 63(4)：533-543, 2009）．痛みに対して偽薬（プラセボ）を使用すると，ちゃんと脳からモルヒネ様物質が出るというものです．脳が働いている場所を観察でき，ファンクショナル MRI（fMRI）という器械で，プラセボでも脳が働く画像が得られています．そしてこのプラセボ効果はモルヒネの拮抗薬であるナロキソンを投与するとなくなるのです．すごい結果ですね．プラセボは脳からモルヒネ様物質を出して，そして鎮痛効果を現しているということの証明です．信じる者は救われるという論拠ですね．信じれば，モルヒネ様物質が脳から出るのです．

　さてプラセボ効果が有効に働くには，まず信頼している医師から処方される必要があります．プラセボの困った側面は，実は高額な方が有効率が高いのです．同じ物を信頼できる人から提供される場合は，高額な方が効果的ということです．

漢方は西洋薬と同じように有効か？

　「ラムネ」という言葉に驚きを感じた方は少なくないでしょう．これは僕の極論的な表現です．一方で漢方薬と西洋薬は医療の両輪だという言葉も耳にします．

また，西洋医学と東洋医学の融合というキャッチフレーズも目にします．しかし，僕には，少なくとも西洋医の僕には，そうは思えません．だって，漢方がなくてもしっかりと実臨床を行ってきました．漢方は「あれば，知れば，使えれば，本当に頼もしい存在」なのです．つまり自転車でいう補助輪です．漢方は自転車の前輪や後輪ではありません．なくてもちゃんと走りますからね．

さて，漢方に西洋医学と同じ効果や経過を期待すれば，漢方が可哀想です．西洋薬と同じであれば，西洋薬と同じレベルの臨床試験を要求されます．西洋薬のダーゼン®が，厚生労働省から「現在の医療環境において使用実態に則した有効性を検証する」よう指摘があり，武田薬品は残念ながらその要請に対応できず，結局ダーゼン®を自主回収しました．同じことが漢方にも要求されかねません．僕は漢方薬にはレスポンダーとノンレスポンダーがあり，レスポンダーを探す方法が歴史的・経験的な相関に基づき，かつその理論が複数あって，かつ上手く説明できない（胡散臭い）ことが問題と思っています．将来的に，レスポンダーを探し出すサイエンティフィックな方法が開発された暁に，初めて多くの漢方薬で臨床試験が可能になると思っています．一方で，多くの人に有効な漢方薬，つまりほとんどがレスポンダーの漢方薬もあります．そんな漢方薬はしっかりと今，臨床試験を行うべきです．

漢方の即効性を
体感できる芍薬甘草湯❻❽

　漢方はラムネと思って，気長に処方するように述べました．しかし即効性がある漢方薬も多数存在します．そんな中で，一番使いやすく，そして有効性が高いのは，こむら返りに処方する芍薬甘草湯❻❽です．
　芍薬甘草湯❻❽は芍薬と甘草の２種類の生薬から構成される漢方薬です．そしてそれぞれの生薬が１日量６ gです．芍薬甘草湯❻❽は甘草がもっとも多量に含まれている漢方薬で，甘草の漫然とした長期投与は，ときどき偽アルドステロン症を引き起こします．死亡することはありませんが，足がむくんで，血圧が上昇し，血清カリウムが低下します．低カリウム血症による筋力の低下を訴えることもあります．
　僕は芍薬甘草湯❻❽は２つの意味でとても良い漢方薬と思っています．１つは，漢方薬にも即効性があると体感できます．そして，もう１つは，漢方薬にも副作用があると理解できます．
　構成生薬が少ない漢方薬は，概して即効性があり，漫然と使用すると効かなくなります．つまり頓服的投与がいいのです．臨床的な芍薬甘草湯❻❽の使用方法は，芍薬甘草湯❻❽を頓服で使用するか，就寝前に１回だけ飲んでもらいます．そしてこむら返りの頻度が軽減すれば，芍薬甘草湯❻❽を止めて，八味地黄丸❼または牛車腎気丸❿❼に変更します．漫然と投与を続けると構成生薬が少ない漢方薬は効かなくなります．八味地

黄丸❼や牛車腎気丸⓱には甘草は含まれません．一方で附子がありますので，あまりにも元気な方には不向きです．

　まず，漢方を１つ使用してみるなら，是非この芍薬甘草湯❻❽を試してみてください．

１日あたりの甘草の含有量

6 g	芍薬甘草湯❻❽
5 g	甘麦大棗湯❼❷
3 g	黄連湯❶❷⓪，桔梗湯❶❸❽，芎帰膠艾湯❼❼，桂枝人参湯❽❷，五淋散❺❻，小青竜湯❶❾，人参湯❽❷，排膿散及湯❶❷❷
2.5 g	半夏瀉心湯❶❹

どんなこむら返りにも

芍薬甘草湯 ❻❽

１包×就寝前
4w毎＋頓服

通常は明け方にこむら返りは起こるので，就寝前に内服してもらいます．それでもこむら返りが起これば，頓服として１包飲みます．芍薬甘草湯は，こむら返りのほかに，ぎっくり腰，尿管結石，胃痛，生理痛，しゃっくり，下痢，夜泣きなどにも有効です．八味地黄丸も有効です．

フローチャート流臨床応用[24]

まず家族に，自分に試しましょう

　僕が漢方を嫌いにならなかったのは，自分に効いたからです．僕はへそ曲がりにて，いろいろと自分で試しました．僕は漢方を松田邦夫先生に教えて頂いています．松田邦夫先生の師匠は大塚敬節先生（1900-1980）です．大塚敬節先生は高知の医院をたたんで漢方の勉強のために東京に出てきたときに，当時，田端で開業していた湯本求真（1876-1941）という先生に学びました．湯本求真は「皇漢医学」という本を書いた人です．そしてその湯本求真が，経過の長い患者さんには，がっちりタイプであれば大柴胡湯❽＋桂枝茯苓丸㉕，華奢な人であれば，小柴胡湯❾＋当帰芍薬散㉓をまず処方したという記載を見つけました．どんな病気でも，経過が長ければ，この2種類の漢方薬のセットを処方するということは衝撃的でした．僕の理解を超えていたのです．そこで，自分で飲むことにしました．僕はその当時は176 cm，92 kgで，ものすごく忙しいのに熟眠感がなく，肩がこり，疲れ気味でした．そこで大柴胡湯❽と桂枝茯苓丸㉕を飲むと，4週間後には，お通じが良好になり，熟眠感が増しました．そこで，半年，1年，その後数年飲み続けました．今も毎朝飲んでいます．すると，数年後には体重は72 kgになり，花粉症が軽くなり，後頭部の薄毛がなくなり，そして手術をしてもらおうと思っていたイボ痔もほぼ消失しました．僕にとってはまたまた衝撃的だったの

です．

　そして家内の更年期障害もどきは加味逍遙散❷❹でよくなり，母の膝の痛みや元気のなさは大防風湯❾❼で楽になり，娘の発熱は麻黄湯❷❼で対処可能になりました．そんな漢方の魅力に取り憑かれて，僕は漢方嫌いにならずにすみました．

　そして，松田邦夫先生にお会いする機会に恵まれ，そして毎週学ぶ機会を与えられ，いつの間にか西洋医なのに漢方の魅力にどっぷりと浸かっています．

　そしてたくさんの患者さんが喜んでくれています．

どんな更年期障害もどきにも

加味逍遙散 ❷❹

1包×3/日
4w毎

まず，これを処方しましょう．あえていうなら，受診の度に訴えが異なるようなタイプです．いつも不満を探しているような方です．

フローチャート流臨床応用[24]

漢方の有益性を体感できる風邪処方

漢方では証を見ろと言われます．「証」と聞くだけで嫌になりますね．少なくとも僕は嫌になりました．「証」という言葉が嫌な人は，漢方にはレスポンダーとノンレスポンダーがあると理解しましょう．

つまり患者さんに，患者さんの症状に合う漢方薬を見つけるのを楽しみましょう．その楽しみを味わうには是非，風邪に漢方を使用してください．

僕の「フローチャート漢方薬治療」[24]でも風邪だけは，体格に分けて記載があります．がっちりタイプから弱々しいタイプに向けて，麻黄湯㉗，葛根湯①，麻黄附子細辛湯(127)，そして香蘇散(70)です．実証から虚証に向けて並んでいるのです．

わが家の愛用漢方薬がこれです．娘は麻黄湯㉗，僕が葛根湯①，家内が麻黄附子細辛湯(127)，そして母が香蘇散(70)です．

風邪を含む急性発熱性疾患の漢方での立ち位置は，まず初期消火です．風邪をひいたかなと思ったときに飲み始めます．僕が西洋薬しか知らない頃は，かぜ薬を飲むのは最終手段です．だって眠くなって仕事の効率が落ちますから．しかし，漢方は風邪をひいたかなと思えば，もしも違っていても，思い過ごしでもいいから飲むのです．漢方の内服で仕事の効率が落ちることはありません．

そして急性発熱性疾患の治療目標は，じわっと汗を

かくことです．これを昔は微似汗と呼んでいました．つまり，じわっと汗をかくまで漢方薬を飲むのです．漢方薬は通常1日に3回の内服ですが，風邪のときは2日分を1日で飲みます．つまり4時間毎に，汗が出るまで漢方薬を飲むように患者さんには指導します．

　自分で飲むときや，家族に飲ませるときは，もう少し間隔が短くなります．3時間毎ぐらいでしょうか．汗が出るまで飲みます．汗をかきたいので，お湯に溶かすか，粉のまま飲んで，その後にお湯をたくさん飲みます．そしてできれば布団に入りますし，仕事などで無理なら，少々厚着をします．そしてじわーっと汗が出れば，通常悪化しません．

　汗が出たあとは，そのまま同じ漢方薬を，間隔を開けて飲んでも良いですが，建前では柴胡桂枝湯❿にします．

　麻黄湯㉗も，葛根湯❶も，麻黄附子細辛湯㋑も麻黄剤です．ですから汗が出たあとは発汗を誘導する漢方薬はあまり必要ないだろうということで，麻黄剤ではない柴胡桂枝湯❿などを使用します．

　そこで，どれを選ぶかは通常は筋肉量に比例します．でも筋肉量からはヒントしかでないので，飲んでみなければわからないのです．ですから，日頃から自分の気持ちよい汗が出やすい漢方薬を知っていることが大切です．また筋肉質でない方が，より強い麻黄剤を飲むと汗が出過ぎます．汗の出過ぎも，漢方では負けなのです．

　母は香蘇散㋰ですが，母が以前に風邪をひいて，香

蘇散❼がなく，家内の麻黄附子細辛湯❿を1包飲ませました．すると夜中に大量の発汗があり，疲れて，疲れて大変だったと言われました．母にはやはり麻黄附子細辛湯❿は強すぎて香蘇散❼が最良だったのです．

漢方薬の鉄則（僕の「鉄則モダン・カンポウ」30)を参照してください）には，実証か虚証かで悩んだら，虚証用の漢方薬を使用しろ！　というのがあります．そうであれば，全員に香蘇散❼を処方すればいいということになります．答えはイエスです．ですから，外来に今は風邪をひいていないが，風邪になったときの漢方薬をくれという患者がきて，どれが飲めるか判断に自信がないときは，全員に香蘇散❼を処方しましょう．

さて，娘は今10歳ですが，この2年間で10回以上，38度以上の熱を出しています．そのたびに，麻黄湯❷を飲ませます．子どもの量は適当ですが，建前は，小学生は1/2，幼稚園は1/3，それより小さい時は1/4です．娘にはガンガン麻黄湯❷を飲ませます．機嫌が良ければ入浴もOKですよ．そんな治療ですが，翌日には解熱し，まだ病気では一度も学校を休んでいません．

さて，そんな娘に安全優先で麻黄を含まない香蘇散❼で対処すると，たぶん翌日はお休みで，その後よくなるのでしょう．つまり，強いクスリを飲んだ方が早く治るのです．香蘇散❼は安全である分，早く治るチャンスをすこし放棄していると思えばわかりやすいですね．

麻黄の不快な作用は，麻黄の交感神経刺激作用によ

ります．ムカムカする，ドキドキするなどです．そんなときは間隔を開けるか，麻黄湯㉗ではなく葛根湯❶，葛根湯❶ではなく麻黄附子細辛湯㉗，麻黄附子細辛湯㉗ではなく香蘇散㉺を使用しましょう．

　そんな，体に合う漢方薬を見つけるのが楽しいのです．そしてその後の急性発熱性疾患に対処しやすくなります．そして患者さんに処方する練習になります．

どんな風邪にも
葛根湯 ❶

**1包×6/日
汗が出るまで**

麻黄湯ほどのがっちりタイプではない．通常の元気のある人といった感じです．熱が出始めて，ぞくぞくしているときに使用します．弱々しい体型でない場合，風邪の引き始め，熱の出始めには汗をかきません．数時間毎にお湯に溶かして飲みます．

フローチャート流臨床応用 [24)]

漢方薬　番号順

　漢方薬を書ける必要はありません．最初は番号で覚えても良いです．最初から漢字で覚えるのは苦労します．しかし，慣れてくると，せっかく覚えた番号は忘れてしまい，むしろ漢字の方が楽になります．

　漢方薬の番号表示に特別なルールはありません．まず読めるようになりましょう．読めないと恥をかくからですね．患者さんは薬剤師の先生の説明を聞きますので，漢方薬が読めるのです．番号は1から138までで，10個が欠番です．つまり128処方がツムラ保険適応漢方エキス剤です．すべて内服薬で，塗り薬の紫雲膏㊿も保険適用です．128覚えるのが大変な方は，まず1～30番までと，補中益気湯㊶，六君子湯㊸，十全大補湯㊽，芍薬甘草湯㊻，香蘇散⑦⓪，小建中湯⑨⑨，大建中湯⑩⓪を覚えれば十分と思います．しかし，一度は大量の暗記をしましょう．それも上達の過程には必要です．

おまけ

　患者さんは自分で飲んだことのある漢方薬を，名前や番号，パッケージの色で教えてくれることもあります．ツムラ保険適応漢方エキス剤では下一桁（一の位）で色が決まっています．葛根湯❶，柴胡桂枝乾姜湯⓫，小半夏加茯苓湯㉑，呉茱萸湯㉛は同じ青色です．

#		#	
1	葛根湯 (かっこんとう)	28	越婢加朮湯 (えっぴかじゅつとう)
2	葛根湯加川芎辛夷 (かっこんとうかせんきゅうしんい)	29	麦門冬湯 (ばくもんどうとう)
3	乙字湯 (おつじとう)	30	真武湯 (しんぶとう)
4	なし	31	呉茱萸湯 (ごしゅゆとう)
5	安中散 (あんちゅうさん)	32	人参湯 (にんじんとう)
6	十味敗毒湯 (じゅうみはいどくとう)	33	大黄牡丹皮湯 (だいおうぼたんぴとう)
7	八味地黄丸 (はちみじおうがん)	34	白虎加人参湯 (びゃっこかにんじんとう)
8	大柴胡湯 (だいさいことう)	35	四逆散 (しぎゃくさん)
9	小柴胡湯 (しょうさいことう)	36	木防已湯 (もくぼういとう)
10	柴胡桂枝湯 (さいこけいしとう)	37	半夏白朮天麻湯 (はんげびゃくじゅつてんまとう)
11	柴胡桂枝乾姜湯 (さいこけいしかんきょうとう)	38	当帰四逆加呉茱萸生姜湯 (とうきしぎゃくかごしゅゆしょうきょうとう)
12	柴胡加竜骨牡蛎湯 (さいこかりゅうこつぼれいとう)	39	苓桂朮甘湯 (りょうけいじゅつかんとう)
13	なし	40	猪苓湯 (ちょれいとう)
14	半夏瀉心湯 (はんげしゃしんとう)	41	補中益気湯 (ほちゅうえっきとう)
15	黄連解毒湯 (おうれんげどくとう)	42	なし
16	半夏厚朴湯 (はんげこうぼくとう)	43	六君子湯 (りっくんしとう)
17	五苓散 (ごれいさん)	44	なし
18	桂枝加朮附湯 (けいしかじゅつぶとう)	45	桂枝湯 (けいしとう)
19	小青竜湯 (しょうせいりゅうとう)	46	七物降下湯 (しちもつこうかとう)
20	防已黄耆湯 (ぼういおうぎとう)	47	釣藤散 (ちょうとうさん)
21	小半夏加茯苓湯 (しょうはんげかぶくりょうとう)	48	十全大補湯 (じゅうぜんたいほとう)
22	消風散 (しょうふうさん)	49	なし
23	当帰芍薬散 (とうきしゃくやくさん)	50	荊芥連翹湯 (けいがいれんぎょうとう)
24	加味逍遙散 (かみしょうようさん)	51	潤腸湯 (じゅんちょうとう)
25	桂枝茯苓丸 (けいしぶくりょうがん)	52	薏苡仁湯 (よくいにんとう)
26	桂枝加竜骨牡蛎湯 (けいしかりゅうこつぼれいとう)	53	疎経活血湯 (そけいかっけつとう)
27	麻黄湯 (まおうとう)	54	抑肝散 (よくかんさん)

55	麻杏甘石湯 (まきょうかんせきとう)
56	五淋散 (ごりんさん)
57	温清飲 (うんせいいん)
58	清上防風湯 (せいじょうぼうふうとう)
59	治頭瘡一方 (ぢずそういっぽう)
60	桂枝加芍薬湯 (けいしかしゃくやくとう)
61	桃核承気湯 (とうかくじょうきとう)
62	防風通聖散 (ぼうふうつうしょうさん)
63	五積散 (ごしゃくさん)
64	炙甘草湯 (しゃかんぞうとう)
65	帰脾湯 (きひとう)
66	参蘇飲 (じんそいん)
67	女神散 (にょしんさん)
68	芍薬甘草湯 (しゃくやくかんぞうとう)
69	茯苓飲 (ぶくりょういん)
70	香蘇散 (こうそさん)
71	四物湯 (しもつとう)
72	甘麦大棗湯 (かんばくたいそうとう)
73	柴陥湯 (さいかんとう)
74	調胃承気湯 (ちょういじょうきとう)
75	四君子湯 (しくんしとう)
76	竜胆瀉肝湯 (りゅうたんしゃかんとう)
77	芎帰膠艾湯 (きゅうききょうがいとう)
78	麻杏薏甘湯 (まきょうよくかんとう)
79	平胃散 (へいいさん)
80	柴胡清肝湯 (さいこせいかんとう)
81	二陳湯 (にちんとう)
82	桂枝人参湯 (けいしにんじんとう)
83	抑肝散加陳皮半夏 (よくかんさんかちんぴはんげ)
84	大黄甘草湯 (だいおうかんぞうとう)
85	神秘湯 (しんぴとう)
86	当帰飲子 (とうきいんし)
87	六味丸 (ろくみがん)
88	二朮湯 (にじゅつとう)
89	治打撲一方 (ぢだぼくいっぽう)
90	清肺湯 (せいはいとう)
91	竹筎温胆湯 (ちくじょうんたんとう)
92	滋陰至宝湯 (じいんしほうとう)
93	滋陰降火湯 (じいんこうかとう)
94	なし
95	五虎湯 (ごことう)
96	柴朴湯 (さいぼくとう)
97	大防風湯 (だいぼうふうとう)
98	黄耆建中湯 (おうぎけんちゅうとう)
99	小建中湯 (しょうけんちゅうとう)
100	大建中湯 (だいけんちゅうとう)
101	升麻葛根湯 (しょうまかっこんとう)
102	当帰湯 (とうきとう)
103	酸棗仁湯 (さんそうにんとう)
104	辛夷清肺湯 (しんいせいはいとう)
105	通導散 (つうどうさん)
106	温経湯 (うんけいとう)
107	牛車腎気丸 (ごしゃじんきがん)
108	人参養栄湯 (にんじんようえいとう)

109	しょうさいことうかききょうせっこう 小柴胡湯加桔梗石膏
110	りっこうさん 立効散
111	せいしんれんしいん 清心蓮子飲
112	ちょれいとうごうしもつとう 猪苓湯合四物湯
113	さんおうしゃしんとう 三黄瀉心湯
114	さいれいとう 柴苓湯
115	いれいとう 胃苓湯
116	ぶくりょういんごうはんげこうぼくとう 茯苓飲合半夏厚朴湯
117	いんちんごれいさん 茵蔯五苓散
118	りょうきょうじゅつかんとう 苓姜朮甘湯
119	りょうかんきょうみしんげにんとう 苓甘姜味辛夏仁湯
120	おうれんとう 黄連湯
121	さんもつおうごんとう 三物黄芩湯
122	はいのうさんきゅうとう 排膿散及湯
123	とうきけんちゅうとう 当帰建中湯

124	せんきゅうちゃちょうさん 川芎茶調散
125	けいしぶくりょうがんかよくいにん 桂枝茯苓丸加薏苡仁
126	ましにんがん 麻子仁丸
127	まおうぶしさいしんとう 麻黄附子細辛湯
128	けいひとう 啓脾湯
129	なし
130	なし
131	なし
132	なし
133	だいじょうきとう 大承気湯
134	けいしかしゃくやくだいおうとう 桂枝加芍薬大黄湯
135	いんちんこうとう 茵蔯蒿湯
136	せいしょえっきとう 清暑益気湯
137	かみきひとう 加味帰脾湯
138	ききょうとう 桔梗湯

欠番（10 件）

4, 13, 42, 44, 49, 94, 129, 130, 131, 132

ツムラにはない保険適応漢方エキス剤

しれいとう 四苓湯
しゃくやくかんぞうぶしとう 芍薬甘草附子湯
かっこんかじゅつぶとう 葛根加朮附湯
ぶしりちゅうとう 附子理中湯
けいしゃくちもとう 桂芍知母湯
けいしかりょうじゅつぶとう 桂枝加苓朮附湯
けいしかおうぎとう 桂枝加黄耆湯
けいしかかっこんとう 桂枝加葛根湯
けいしかこうぼくきょうにんとう 桂枝加厚朴杏仁湯
とうきしゃくやくさんかぶし 当帰芍薬散加附子
だいさいこきょだいおうとう 大柴胡去大黄湯
おうごんとう 黄芩湯
けいまかくはんとう 桂麻各半湯
きゅうきちょうけついん 芎帰調血飲
くみびんろうとう 九味檳榔湯
ししはくひとう 梔子柏皮湯
ちょうようとう 腸癰湯
ききょうせっこう 桔梗石膏
かんぞうとう 甘草湯

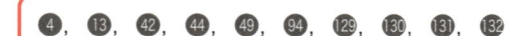

漢方薬　五十音順

練習を兼ねて，五十音順も記載します．特別な意味はありません．

	よみ	漢方薬	番号
あ	あんちゅうさん	安中散	⑤
	いれいとう	胃苓湯	(115)
	いんちんこうとう	茵蔯蒿湯	(135)
	いんちんごれいさん	茵蔯五苓散	(117)
	うんけいとう	温経湯	(106)
	うんせいいん	温清飲	(57)
	えっぴかじゅつとう	越婢加朮湯	㉘
	おうぎけんちゅうとう	黄耆建中湯	(98)
	おうれんげどくとう	黄連解毒湯	⑮
	おうれんとう	黄連湯	(120)
	おつじとう	乙字湯	③
か	かっこんとう	葛根湯	①
	かっこんとうかせんきゅうしんい	葛根湯加川芎辛夷	②
	かみきひとう	加味帰脾湯	(137)
	かみしょうようさん	加味逍遙散	㉔
	かんばくたいそうとう	甘麦大棗湯	(72)
	ききょうとう	桔梗湯	(138)
	きひとう	帰脾湯	(65)
	きゅうききょうがいとう	芎帰膠艾湯	(77)
	けいがいれんぎょうとう	荊芥連翹湯	㊿
	けいしかしゃくやくだいおうとう	桂枝加芍薬大黄湯	(134)
	けいしかしゃくやくとう	桂枝加芍薬湯	(60)
	けいしかじゅつぶとう	桂枝加朮附湯	⑱
	けいしかりゅうこつぼれいとう	桂枝加竜骨牡蛎湯	㉖
	けいしとう	桂枝湯	㊺
	けいしにんじんとう	桂枝人参湯	(82)
	けいしぶくりょうがん	桂枝茯苓丸	㉕
	けいしぶくりょうがんかよくいにん	桂枝茯苓丸加薏苡仁	(125)
	けいひとう	啓脾湯	(128)
	こうそさん	香蘇散	(70)
	ごことう	五虎湯	(95)
	ごしゃくさん	五積散	(63)
	ごしゃじんきがん	牛車腎気丸	(107)
	ごしゅゆとう	呉茱萸湯	㉛
	ごりんさん	五淋散	(56)
	ごれいさん	五苓散	⑰
さ	さいかんとう	柴陥湯	(73)
	さいこかりゅうこつぼれいとう	柴胡加竜骨牡蛎湯	⑫
	さいこけいしかんきょうとう	柴胡桂枝乾姜湯	⑪
	さいこけいしとう	柴胡桂枝湯	⑩

さいこせいかんとう 柴胡清肝湯 ⑧⓪	しんぴとう 神秘湯 ⑧⑤
さいぼくとう 柴朴湯 ⑨⑥	しんぶとう 真武湯 ㉚
さいれいとう 柴苓湯 ⑭	せいじょうぼうふうとう 清上防風湯 ⑤⑧
さんおうしゃしんとう 三黄瀉心湯 ⑬	せいしょえっきとう 清暑益気湯 ⑬⑥
さんそうにんとう 酸棗仁湯 ⑩③	せいしんれんしいん 清心蓮子飲 ⑪⑪
さんもつおうごんとう 三物黄芩湯 ⑫①	せいはいとう 清肺湯 ⑨⓪
じいんこうかとう 滋陰降火湯 ⑨③	せんきゅうちゃちょうさん 川芎茶調散 ⑫④
じいんしほうとう 滋陰至宝湯 ⑨②	そけいかっけつとう 疎経活血湯 ⑤③
しぎゃくさん 四逆散 ㉟	だいおうかんぞうとう 大黄甘草湯 ⑧④
しくんしとう 四君子湯 ⑦⑤	だいおうぼたんぴとう 大黄牡丹皮湯 ㉝
しちもつこうかとう 七物降下湯 ㊻	だいけんちゅうとう 大建中湯 ⑩⓪
しもつとう 四物湯 ㊻	だいさいことう 大柴胡湯 ⑧
しゃかんぞうとう 炙甘草湯 ㊿	だいじょうきとう 大承気湯 ⑬③
しゃくやくかんぞうとう 芍薬甘草湯 ㊻	だいぼうふうとう 大防風湯 ⑨⑦
じゅうぜんたいほとう 十全大補湯 ㊽	ちくじょうんたんとう 竹筎温胆湯 ⑨①
じゅうみはいどくとう 十味敗毒湯 ⑥	ぢだぼくいっぽう 治打撲一方 ⑧⑨
じゅんちょうとう 潤腸湯 ⑤①	ぢづそういっぽう 治頭瘡一方 ⑤⑨
しょうけんちゅうとう 小建中湯 ⑨⑨	ちょういじょうきとう 調胃承気湯 ㊻
しょうさいことう 小柴胡湯 ⑨	ちょうとうさん 釣藤散 ㊼
しょうさいことうかききょうせっこう 小柴胡湯加桔梗石膏 ⑩⑨	ちょれいとう 猪苓湯 ㊵
しょうせいりゅうとう 小青竜湯 ⑲	ちょれいとうごうしもつとう 猪苓湯合四物湯 ⑪②
しょうはんげかぶくりょうとう 小半夏加茯苓湯 ㉑	つどうさん 通導散 ⑩⑤
しょうふうさん 消風散 ㉒	とうかくじょうきとう 桃核承気湯 ⑥①
しょうまかっこんとう 升麻葛根湯 ⑩①	とうきいんし 当帰飲子 ⑧⑥
しんいせいはいとう 辛夷清肺湯 ⑩④	とうきけんちゅうとう 当帰建中湯 ⑫③
じんそいん 参蘇飲 ⑥⑥	とうきしぎゃくかごしゅゆしょうきょうとう 当帰四逆加呉茱萸生姜湯 ㊳

48

	当帰芍薬散	とうきしゃくやくさん	㉓
	当帰湯	とうきとう	(102)
な	二朮湯	にじゅつとう	(88)
	二陳湯	にちんとう	(81)
	女神散	にょしんさん	(67)
	人参湯	にんじんとう	㉜
	人参養栄湯	にんじんようえいとう	(108)
は	排膿散及湯	はいのうさんきゅうとう	(122)
	麦門冬湯	ばくもんどうとう	㉙
	八味地黄丸	はちみじおうがん	⑦
	半夏厚朴湯	はんげこうぼくとう	⑯
	半夏瀉心湯	はんげしゃしんとう	⑭
	半夏白朮天麻湯	はんげびゃくじゅつてんまとう	㊲
	白虎加人参湯	びゃっこかにんじんとう	㉞
	茯苓飲	ぶくりょういん	(69)
	茯苓飲合半夏厚朴湯	ぶくりょういんごうはんげこうぼくとう	(116)
	平胃散	へいいさん	(79)
	防已黄耆湯	ぼういおうぎとう	⑳
	防風通聖散	ぼうふうつうしょうさん	(62)
	補中益気湯	ほちゅうえっきとう	㊶
ま	麻黄湯	まおうとう	㉗
	麻黄附子細辛湯	まおうぶしさいしんとう	(127)
	麻杏甘石湯	まきょうかんせきとう	(55)
	麻杏薏甘湯	まきょうよくかんとう	(78)
	麻子仁丸	ましにんがん	(126)
	木防已湯	もくぼういとう	㊱
や	薏苡仁湯	よくいにんとう	(52)
	抑肝散	よくかんさん	(54)
	抑肝散加陳皮半夏	よくかんさんかちんぴはんげ	(83)
ら	六君子湯	りっくんしとう	㊸
	立効散	りっこうさん	(110)
	竜胆瀉肝湯	りゅうたんしゃかんとう	(76)
	苓甘姜味辛夏仁湯	りょうかんきょうみしんげにんとう	(119)
	苓姜朮甘湯	りょうきょうじゅつかんとう	(118)
	苓桂朮甘湯	りょうけいじゅつかんとう	㊴
	六味丸	ろくみがん	(87)

逆引きで多い処方は？

「○○湯」で 94 処方，「○○散」は 18 処方，「○○丸」は 5 処方です．

ツムラエキス剤では，散も丸も煎じたものをエキスにしています．正確には○○散料，○○丸料といいます．

生薬の読み方

　生薬の名前が読めるようになると漢方薬の名前を論理だって読めるようになります．是非試しに読んでみて下さい．たとえば，当帰四逆加呉茱萸生姜湯㊳のようにどこで切って読むかわからないことがあります．

　多くの生薬は漢字2文字です．ですから，まず漢字2文字以外の生薬を再確認しましょう．まず，漢字1文字の生薬は朮です．しかし蒼朮や白朮と記載されることもあります．一方で漢字3文字の生薬でエキス剤の名前に登場するものは，麦門冬，呉茱萸，炙甘草，茵陳蒿，牡丹皮，薏苡仁，麻子仁，酸棗仁，五味子，車前子，檳榔子，香附子，山梔子です．仁は種子のなかの種です．例えばモモの種を噛み割ってでてくる種が桃仁です．子は種です．なお香附子は子がついていますが種子ではなく根茎で，山梔子はくちなしの実です．ともかく子や仁がつくときはその部分までが生薬です．

あ	阿膠	あきょう			牛蒡子	ごぼうし
	威霊仙	いれいせん			胡麻	ごま
	茵陳蒿	いんちんこう			五味子	ごみし
	延胡索	えんごさく		さ	柴胡	さいこ
	黄耆	おうぎ			細辛	さいしん
	黄芩	おうごん			山楂子	さんざし
	遠志	おんじ			山梔子	さんしし
か	艾葉	がいよう			山茱萸	さんしゅゆ
	何首烏	かしゅう			山椒	さんしょう
	葛根	かっこん			酸棗仁	さんそうにん
	滑石	かっせき			山薬	さんやく
	栝楼根	かろこん			地黄	じおう
	栝楼仁	かろにん			地骨皮	じこっぴ
	乾姜	かんきょう			紫根	しこん
	甘草	かんぞう			蒺藜子	しつりし
	桔梗	ききょう			炙甘草	しゃかんぞう
	菊花	きくか			芍薬	しゃくやく
	枳実	きじつ			車前子	しゃぜんし
	羌活	きょうかつ			縮砂	しゅくしゃ
	杏仁	きょうにん			生姜	しょうきょう
	苦参	くじん			小麦	しょうばく
	荊芥	けいがい			升麻	しょうま
	桂皮	けいひ			辛夷	しんい
	膠飴	こうい			石膏	せっこう
	紅花	こうか			川芎	せんきゅう
	香附子	こうぶし			前胡	ぜんこ
	粳米	こうべい			川骨	せんこつ
	厚朴	こうぼく			蝉退	ぜんたい
	牛膝	ごしつ			蒼朮	そうじゅつ
	呉茱萸	ごしゅゆ			桑白皮	そうはくひ

	蘇木	そぼく		百合	びゃくごう
	蘇葉	そよう		白芷	びゃくし
た	大黄	だいおう		白朮	びゃくじゅつ
	大棗	たいそう		枇杷葉	びわよう
	沢瀉	たくしゃ		檳榔子	びんろうじ
	竹筎	ちくじょ		茯苓	ぶくりょう
	知母	ちも		附子	ぶし
	茶葉	ちゃよう		防已	ぼうい
	丁子	ちょうじ		芒硝	ぼうしょう
	釣藤鈎	ちょうとうこう		防風	ぼうふう
	猪苓	ちょれい		樸樕	ぼくそく
	陳皮	ちんぴ		牡丹皮	ぼたんぴ
	天南星	てんなんしょう		牡蛎	ぼれい
	天麻	てんま	ま	麻黄	まおう
	天門冬	てんもんどう		麻子仁	ましにん
	冬瓜子	とうがし		木通	もくつう
	当帰	とうき		木香	もっこう
	桃仁	とうにん	や	薏苡仁	よくいにん
	杜仲	とちゅう	ら	竜眼肉	りゅうがんにく
	独活	どくかつ		竜骨	りゅうこつ
に	人参	にんじん		竜胆	りゅうたん
	忍冬	にんどう		良姜	りょうきょう
は	貝母	ばいも		連翹	れんぎょう
	麦芽	ばくが		蓮肉	れんにく
	麦門冬	ばくもんどう	わ	和羌活	わきょうかつ
	薄荷	はっか	その他	白蠟	さらしみつろう
	浜防風	はまぼうふう		豚脂	とんし
	半夏	はんげ			

漢方薬の名前の由来

　漢方薬の名前にも法則があります．覚えなくてもいいですが，知っていると簡単に記憶できますよ．

生薬の名前1つ+湯

　湯は煎じ薬のことです．漢方は生薬の足し算ですので，他にも生薬は配合されていますが，代表的なもの一剤の名前を冠しています．生薬の読み方は前述してありますので，簡単に読めると思います．エキス剤では煎じ薬のエキスを賦形剤（乳糖など）と混合させてインスタントコーヒーのようにしています．

葛根湯❶，麻黄湯㉗，麦門冬湯㉙，呉茱萸湯㉛，
人参湯⓴⑧，木防已湯㊱，猪苓湯㊵，桂枝湯㊺，
薏苡仁湯㊼，炙甘草湯㊽，当帰湯⓵⓪②，酸棗仁湯⓵⓪③，
黄連湯⓵②⓪，茵蔯蒿湯⓵③⑤，桔梗湯⓵③⑧

生薬の名前の別名1つ+湯

　青竜とは麻黄のことです．真武湯㉚は昔は玄武湯と呼ばれ，玄武とは附子のことです．

小青竜湯⓵⑨，真武湯㉚

生薬の名前１つ+散 or 丸

散は砕いた生薬をそのまま服用する方法です．丸(がん)は砕いた生薬を蜂蜜などで丸めて服用する方法です．漢方は生薬の足し算ですので，他にも生薬は配合されていますが，代表的なもの一剤の名前を冠しています．同量を砕かず，煎じて服用することを「料」と言います．エキス剤では煎じたものを煮詰めて，賦形剤（乳糖など）と混合していますので，実際は○○散料 or ○○丸料のエキス剤です．ウチダ和漢薬の八味丸は実際の丸剤で保険がききます．

釣藤散(ちょうとうさん)㊼
麻子仁丸(ましにんがん)(126)

生薬の名前１つ+飲

飲は湯と作り方は同じで煎じ薬ですが，頻回に内服したという意味あいです．

茯苓飲(ぶくりょういん)(69)，当帰飲子(とうきいんし)(86)

構成生薬をすべて羅列

構成生薬のすべてを，フルネームまたは一部を使用して，表記しています．

苓桂朮甘湯(りょうけいじゅつかんとう)㊴，麻杏甘石湯(まきょうかんせきとう)(55)，芍薬甘草湯(しゃくやくかんぞうとう)(68)，甘麦大棗湯(かんばくたいそうとう)(72)，麻杏薏甘湯(まきょうよくかんとう)(78)，大黄甘草湯(だいおうかんぞうとう)(84)，苓姜朮甘湯(りょうきょうじゅつかんとう)(118)，苓甘姜味辛夏仁湯(りょうかんきょうみしんげにんとう)(119)，麻黄附子細辛湯(まおうぶしさいしんとう)(127)

構成生薬のいくつかを並べて記載
（他にも生薬が含まれている）

柴胡桂枝乾姜湯⑪, 半夏厚朴湯⑯, 防已黄耆湯⑳,
当帰芍薬散㉓, 桂枝茯苓丸㉕, 大黄牡丹皮湯㉝,
半夏白朮天麻湯㊲, 荊芥連翹湯㊿, 参蘇飲66,
香蘇散70, 芎帰膠艾湯77, 升麻葛根湯101

生薬の合計数＋他の字句

十味敗毒湯⑥, 八味地黄丸⑦, 五苓散⑰, 六君子湯43,
七物降下湯46, 十全大補湯48, 四物湯71, 四君子湯75,
六味丸87, 五虎湯95, 三物黄芩湯121

漢方薬＋生薬

○○湯加生薬・○○散加生薬・○○丸加生薬

葛根湯加川芎辛夷②,
抑肝散加陳皮半夏83, 小柴胡湯加桔梗石膏109,
桂枝茯苓丸加薏苡仁125

○○加生薬湯

柴胡加竜骨牡蛎湯⑫, 桂枝加朮附湯⑱,
小半夏加茯苓湯㉑, 桂枝加竜骨牡蛎湯㉖,
越婢加朮湯㉘, 白虎加人参湯㉞,
当帰四逆加呉茱萸生姜湯㊳, 桂枝加芍薬湯60,
桂枝加芍薬大黄湯134

生薬＋〇〇湯・生薬＋〇〇散

桂枝人参湯（けいしにんじんとう）(82)，茵蔯五苓散（いんちんごれいさん）(117)

漢方薬＋複数の生薬（加味漢方薬）

加味逍遙散（かみしょうようさん）㉔，加味帰脾湯（かみきひとう）(137)

漢方薬＋漢方薬

漢方薬合漢方薬

猪苓湯合四物湯（ちょれいとうごうしもつとう）(112)，

茯苓飲合半夏厚朴湯（ぶくりゅういんごうはんげこうぼくとう）(116)

一部の文字＋一部の文字

柴胡桂枝湯（さいこけいしとう）⑩，柴陥湯（さいかんとう）(73)，

柴朴湯（さいぼくとう）(96)，柴苓湯（さいれいとう）(114)，排膿散及湯（はいのうさんきゅうとう）(122)，胃苓湯（いれいとう）(115)

生薬名＋作用

半夏瀉心湯（はんげしゃしんとう）⑭，黄連解毒湯（おうれんげどくとう）⑮，清上防風湯（せいじょうぼうふうとう）(58)，

桃核承気湯（とうかくじょうきとう）(61)，防風通聖散（ぼうふうつうしょうさん）(62)，竜胆瀉肝湯（りゅうたんしゃかんとう）(76)，

柴胡清肝湯（さいこせいかんとう）(80)，黄耆建中湯（おうぎけんちゅうとう）(98)，牛車腎気丸（ごしゃじんきがん）(107)，

人参養栄湯（にんじんようえいとう）(108)，清心蓮子飲（せいしんれんしいん）(111)，三黄瀉心湯（さんおうしゃしんとう）(113)，

当帰建中湯（とうきけんちゅうとう）(123)

大または小がつくもの

大柴胡湯 ⑧, 小柴胡湯 ⑨, 大防風湯 ⑰, 大承気湯 ⑱,
小建中湯 ⑲, 大建中湯 ⑳

作用が書いてある

安中散 ⑤, 消風散 ㉒, 四逆散 ㉟, 補中益気湯 ㊶,
潤腸湯 ㊿, 疎経活血湯 ㊼, 抑肝散 ㊾, 五淋散 ㊻,
温清飲 ㊾, 治頭瘡一方 ㊾, 五積散 ㊾, 帰脾湯 ㊾,
女神散 ㊾, 調胃承気湯 ㊾, 平胃散 ㊾, 治打撲一方 ㊾,
清肺湯 ㊾, 滋陰至宝湯 ㊾, 滋陰降火湯 ㊾, 通導散 ㊾,
温経湯 ⑯, 立効散 ⑩, 啓脾湯 ⑱, 清暑益気湯 ⑯

その他

乙字湯 ③, 二陳湯 ㊶, 神秘湯 ㊵, 二朮湯 ㊶,
川芎茶調散 ⑭

III. 中級者も納得！複雑で混沌とした世界に体系的法則を

漢方 15 分類チャート

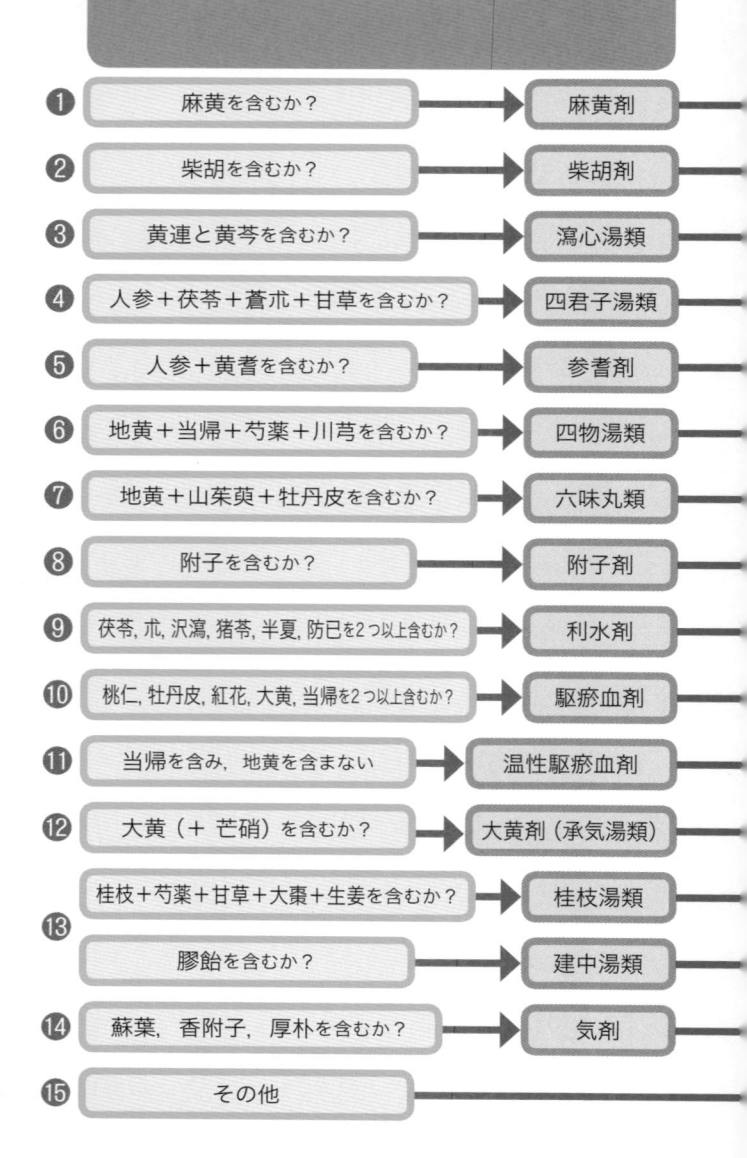

❶ 麻黄を含むか？ → 麻黄剤

❷ 柴胡を含むか？ → 柴胡剤

❸ 黄連と黄芩を含むか？ → 瀉心湯類

❹ 人参＋茯苓＋蒼朮＋甘草を含むか？ → 四君子湯類

❺ 人参＋黄耆を含むか？ → 参耆剤

❻ 地黄＋当帰＋芍薬＋川芎を含むか？ → 四物湯類

❼ 地黄＋山茱萸＋牡丹皮を含むか？ → 六味丸類

❽ 附子を含むか？ → 附子剤

❾ 茯苓, 朮, 沢瀉, 猪苓, 半夏, 防已を2つ以上含むか？ → 利水剤

❿ 桃仁, 牡丹皮, 紅花, 大黄, 当帰を2つ以上含むか？ → 駆瘀血剤

⓫ 当帰を含み，地黄を含まない → 温性駆瘀血剤

⓬ 大黄（＋ 芒硝）を含むか？ → 大黄剤（承気湯類）

⓭ 桂枝＋芍薬＋甘草＋大棗＋生姜を含むか？ → 桂枝湯類
   膠飴を含むか？ → 建中湯類

⓮ 蘇葉, 香附子, 厚朴を含むか？ → 気剤

⓯ その他

60

理解のための 15 処方

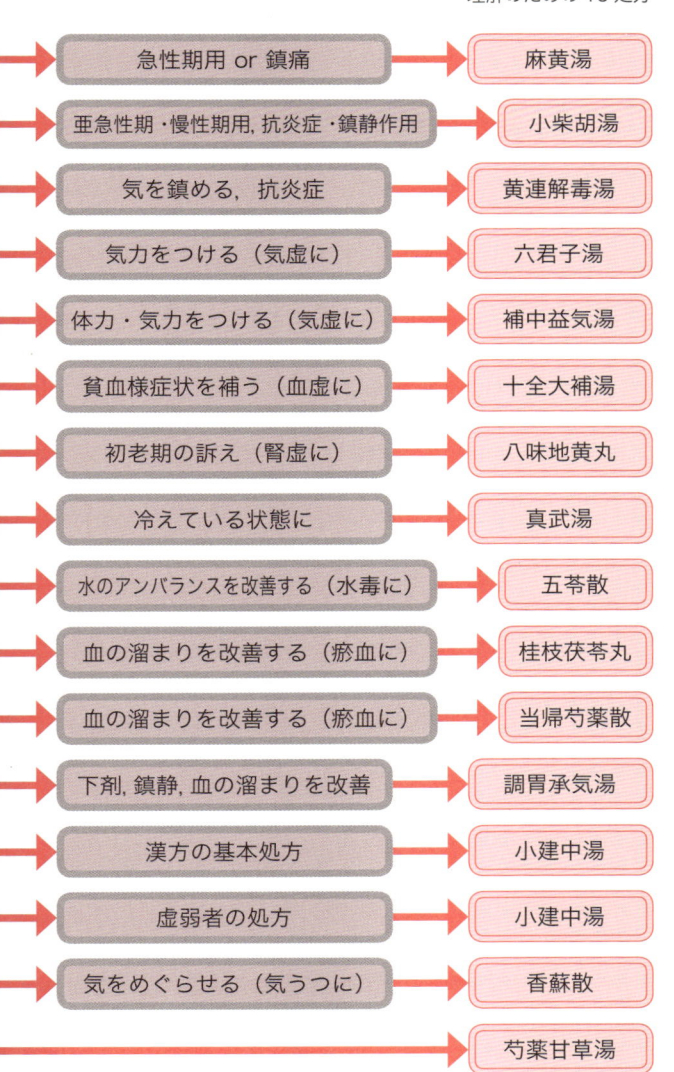

急性期用 or 鎮痛	麻黄湯
亜急性期・慢性期用, 抗炎症・鎮静作用	小柴胡湯
気を鎮める, 抗炎症	黄連解毒湯
気力をつける（気虚に）	六君子湯
体力・気力をつける（気虚に）	補中益気湯
貧血様症状を補う（血虚に）	十全大補湯
初老期の訴え（腎虚に）	八味地黄丸
冷えている状態に	真武湯
水のアンバランスを改善する（水毒に）	五苓散
血の溜まりを改善する（瘀血に）	桂枝茯苓丸
血の溜まりを改善する（瘀血に）	当帰芍薬散
下剤, 鎮静, 血の溜まりを改善	調胃承気湯
漢方の基本処方	小建中湯
虚弱者の処方	小建中湯
気をめぐらせる（気うつに）	香蘇散
	芍薬甘草湯

ツムラ保険適応漢方薬の128処方を理解できるようにすることが目的です．数百に比べれば少ないと言っても，128はとんでもなく多い数字です．その128の漢方薬を15種類に分けると，考えやすいですよ．それが理解のための15処方に通じます．

漢方薬は生薬の足し算です．生薬の立場から考えれば胡散臭くはないですね．漢方薬の生薬構成をすべて覚える必要はありません．僕も今すべてを言えるわけではありません．覚えなくても，手帳を見れば，コンピューターを見ればいいのです．大切なことは考え方です．

① 麻黄を含むか?

まず，麻黄があるかに注目します．麻黄があれば麻黄剤と呼ばれます．『麻』という字があれば麻黄が入っていると推測できますね．麻黄湯㉗，麻杏甘石湯(55)，麻杏薏甘湯(78)，麻黄附子細辛湯(127)です．升麻葛根湯(101)は『麻』という字が入っていますが，升麻という生薬のことで麻黄とは無関係です．例外ですね．

『麻』という字を含まない麻黄剤は覚えましょう．越婢加朮湯㉘，神秘湯(85)，五虎湯(95)，薏苡仁湯(52)，葛根湯①，葛根湯加川芎辛夷②，小青竜湯⑲，防風通聖散(62)，五積散(63)です．

モダン・カンポウの立ち位置は，麻黄の飲める量で実証（がっちりタイプ）と虚証（弱々しいタイプ）を決めています．麻黄剤は実証用とわかります．

麻黄と桂皮があると汗を出すように，つまり急性発熱性疾患のときに頻用し，麻黄と石膏があると止汗作用といわれますので，熱がないときに通常使用します．

麻黄剤の代表としてまず麻黄湯㉗を覚えて，理解しましょう．

❷柴胡を含むか?

構成生薬に柴胡があれば柴胡剤です．柴胡は急性期を過ぎて，亜急性期になったとき，こじれた状態で使用します．漢方では急性期を太陽病，亜急性期を少陽病と簡単に理解すればわかりやすいです．つまり柴胡剤は亜急性期に使用するクスリです．

柴胡には軽い抗炎症作用・鎮静作用・瀉下作用などがあります．

柴胡の作用を強めるために，黄芩が併用されます．通常柴胡と黄芩があれば，『柴』という字が付きます．小柴胡湯⑨，大柴胡湯⑧，柴胡桂枝湯⑩，柴胡加竜骨牡蛎湯⑫，柴胡桂枝乾姜湯⑪などです．柴胡と黄芩を含むが『柴』の字がない漢方薬は，乙字湯③と荊芥連翹湯㊿の２つです．

『柴』という字がなくて，柴胡剤とは一見思えずに，実は柴胡を含んでいる頻用される漢方薬は，加味帰脾湯(137)，加味逍遙散㉔，十味敗毒湯⑥，神秘湯(85)，補中益気湯㊶，抑肝散(54)，荊芥連翹湯㊿，乙字湯③，四逆散㉟，滋陰至宝湯(92)，竹茹温胆湯(91)などです．

加味帰脾湯(137)や補中益気湯㊶は柴胡を含む参耆剤

と覚えればいいですね．神秘湯(85)は柴胡と麻黄を含む唯一の漢方薬です．十味敗毒湯⑥は皮膚疾患用で柴胡を含むものですね．荊芥連翹湯㊿は体質改善の効果があり，柴胡を含みます．

柴胡剤の代表としてまず小柴胡湯⑨を覚えて，理解しましょう．

③黄連と黄芩を含むか？

次に構成生薬に黄連を含むかに注目しましょう．黄連は気を鎮める作用があります．また体を冷やします．黄連を含む漢方薬もこじれた状態や亜急性期，漢方でいう少陽病期に頻用します．黄連も柴胡と同じように，黄芩との組み合わせを好みます．

黄連と黄芩があれば瀉心湯類と呼ばれます．黄連解毒湯⑮，三黄瀉心湯(113)，半夏瀉心湯⑭は覚えましょう．古典には甘草瀉心湯や生姜瀉心湯がありますが，保険適応漢方エキス剤にはありません．

また，黄連解毒湯⑮と四物湯(71)の組み合わせは温清飲(57)と呼ばれます．温清飲(57)を含む漢方薬は，柴胡清肝湯(80)，荊芥連翹湯㊿です．

黄連と黄芩を含んで気を鎮める作用がある漢方薬は，他に柴陥湯(73)，清上防風湯(58)，女神散(67)などがあります．

瀉心湯の代表としてまず黄連解毒湯⑮を覚えて，理解しましょう．

④人参＋茯苓＋蒼朮＋甘草を含むか？

次に着目するのは人参です．朝鮮人参ですよ．つまり滋養強壮作用がありますね．人参を含めば人参剤と言えます．まず，気力をつける人参剤の基本である四君子湯(75)があるかに注目しましょう．四君子湯(75)は，人参，蒼朮，茯苓，甘草と大棗，生姜です．

大棗と生姜は昔は調味料として家庭に常備されていたと言われています．大棗と生姜はまずは抜いて考えましょう．また大棗と生姜にはそれぞれ有効な作用があると言われていますが，適宜昔は加減していたので，まずは大棗と生姜にはあまり重きを置かずに考えましょう．そうすると四君子湯(75)は，人参，蒼朮，茯苓，甘草の４つが大切です．これを４つの君薬としました．君薬とは大切なクスリぐらいに最初は理解しましょう．僕はいまでもそう理解しています．

人参・蒼朮・茯苓・甘草を含む漢方薬は，四君子湯(75)の他，六君子湯㊸，十全大補湯㊽，加味帰脾湯(137)，啓脾湯(128)，柴苓湯(114)があります．

人参剤の代表としてまず六君子湯㊸を覚えて，理解しましょう．

⑤人参＋黄耆を含むか？

次に人参と黄耆を含むかに着目します．人参と黄耆を含む漢方薬は参耆剤と呼ばれ10個あります．気力体力を付ける漢方薬で，僕はユンケル黄帝液の漢方版と

説明しています．補中益気湯㊶，十全大補湯㊽，半夏白朮天麻湯㊲，帰脾湯(65)，加味帰脾湯(137)，清暑益気湯(136)，清心蓮子飲(111)，大防風湯(97)，人参養栄湯(108)，当帰湯(102)です．補中益気湯㊶は参耆剤の王様，十全大補湯㊽は貧血症状や栄養失調状態（血虚）向けの参耆剤，半夏白朮天麻湯㊲は参耆剤のめまいバージョン，帰脾湯(65)と加味帰脾湯(137)はうつ傾向に良い参耆剤，清暑益気湯(136)は暑気あたり用の参耆剤，大防風湯(97)はリウマチ疾患や慢性疼痛向けの参耆剤，人参養栄湯(108)は呼吸器疾患がメインターゲットの参耆剤，そして当帰湯(102)は胸部の痛み向けの参耆剤と覚えれば，最初は使いやすいですね．

そして，参耆剤の代表としてまず補中益気湯㊶を覚えて，理解しましょう．

❻ 地黄＋当帰＋芍薬＋川芎を含むか？

次に着目するのは地黄です．地黄は滋養強壮の生薬で，昔は遊郭の前に地黄の入った飴が売られていたほどの効果があったそうです．すごいですね．金沢には戦後まで地黄煎町という町名が残っていたほどです．町中で地黄の入った飴を作ったのでしょう．

さて，地黄の滋養強壮効果を増加するために，四物湯(71)という漢方薬があります．四物湯(71)は地黄，当帰，芍薬，川芎です．四物湯(71)は貧血や栄養失調状態（漢方でいう血虚）に有効なのです．むしろ四物湯(71)が効く状態を血虚と考えると最初はすっきりしますね．

四物湯(71)を含む漢方薬は，芎帰膠艾湯(77)七物降下湯㊻，十全大補湯㊽，疎経活血湯(53)，大防風湯(97)，当帰飲子(86)などがあります．また四物湯(71)に黄連解毒湯⑮を加えたものが温清飲(57)です．そして温清飲(57)を含む漢方薬は，柴胡清肝湯(80)と荊芥連翹湯(50)です．

四物湯(71)類の代表としてまず十全大補湯㊽を覚えて，理解しましょう．

⑦ 地黄＋山茱萸＋牡丹皮を含むか？

地黄が目にとまれば，四物湯(71)の存在を考慮し，次に六味丸(87)類かを確かめます．六味丸(87)に桂皮と附子を足したものが，八味地黄丸⑦です．八味地黄丸⑦に牛膝と車前子を加えたものが牛車腎気丸(107)です．地黄の他，山茱萸と牡丹皮，そして山薬，沢瀉，茯苓の6つの構成生薬からなるのが六味丸(87)です．

八味地黄丸⑦や牛車腎気丸(107)が有効な状態を腎虚と考えるのがわかりやすいです．腎虚は初老期のすべての訴え程度に理解しましょう．気力が萎える，体力が減退した，精力が衰えた，腰が痛い，足がしびれる，頻尿だ，白髪が増えた，老眼になった，などなどです．そうすると腎虚も理解しやすいですね．

そして，六味丸(87)類の代表として，八味地黄丸⑦を覚えて，理解しましょう．

⑧附子を含むか?

次のチェックは附子の有無です．附子は強く温める生薬です．鎮痛効果もあります．トリカブトを減毒したものです．附子を含む漢方薬は，牛車腎気丸(107)，八味地黄丸⑦，大防風湯(97)，麻黄附子細辛湯(127)，桂枝加朮附湯⑱，真武湯㉚です．強く温めるクスリにて，冷え症の人や，高齢の方に頻用されます．附子の副作用は，発汗，動悸，下痢，舌のしびれなどです．また，ブシ末(3023)は追加処方可能です．

附子剤の代表としてまず真武湯㉚を覚えて，理解しましょう．

⑨茯苓，朮，沢瀉，猪苓，半夏，防已を2つ以上含むか?

水のアンバランスを解決するクスリを利水剤といいます．清水藤太郎先生の分類によれば，利尿効果を示して水のアンバランスを改善する生薬を狭義の利水剤として，茯苓・朮・沢瀉・猪苓などです．また利尿効果はあまりないが水のアンバランスを改善するクスリを駆水剤と呼び，半夏，防已，陳皮，黄耆，薏苡仁などです．また痰や咳も水のアンバランスと考えたので，去痰や鎮咳作用がある生薬として，桔梗，五味子，細辛，杏仁などがあります．既出の麻黄も利尿効果があります．いろいろな生薬が広義の利水剤なのですが，簡単に利水効果がある漢方薬だと理解するために

は，茯苓・朮・沢瀉・猪苓・半夏・防已の中の，2つ以上の生薬を含むと考えると結構整合性が合います．

利水剤の代表としてまず五苓散⓱を覚えて，理解しましょう．

❿ 桃仁・牡丹皮・紅花・大黄・当帰を 2つ以上含むか？

瘀血という言葉はちょっと嫌ですね．古血の溜まりとも言い換えていますが，それもピンときませんね．「血液や血液成分のうっ滞」ならイメージ湧きますか．ともかく瘀血の概念は幅広く，最初は駆瘀血剤で治る可能性のある症状や訴えをすべて瘀血と考えると楽ですよ．

瘀血を治す効果が強い漢方薬には，桃仁・牡丹皮・紅花・大黄・当帰が2つ以上含まれています．大黄は瀉下剤と思われていますが，大黄の本当の魅力は瀉下作用の他に，駆瘀血作用や鎮静作用・抗菌作用があることが重要です．桂枝茯苓丸㉕，桃核承気湯㉛，大黄牡丹皮湯㉝，通導散⓵⓪⓹などが挙げられます．

駆瘀血剤の代表としてまず桂枝茯苓丸㉕を覚えて，理解しましょう．

⓫ 当帰を含み，地黄を含まない

当帰には強い駆瘀血効果があり，桃仁や牡丹皮，紅花，大黄がなくても瘀血効果があると認められます．

しかし,地黄があると四物湯㉑(当帰・芍薬・川芎・地黄)の効果が前面に出るために,当帰があって地黄がない場合に,駆瘀血効果があると理解するとわかりやすいです.また,構成生薬に麻黄や,人参と黄耆があると,駆瘀血効果は薄くなります.虚証用の駆瘀血剤ということで,温性駆瘀血剤とも呼ばれます.当帰芍薬散㉓,当帰四逆加呉茱萸生姜湯㊳,当帰建中湯⑫㉓,温経湯⑩⑥,乙字湯③,加味逍遙散㉔,滋陰至宝湯㊆,女神散㊏,抑肝散㊄などが当てはまります.

温性駆瘀血剤の代表としてまず当帰芍薬散㉓を覚えて,理解しましょう.

⑫大黄(+芒硝)を含むか?

大黄は瀉下剤です.大黄があれば,芒硝の有無を確認しましょう.大黄と芒硝があれば,承気湯と呼ばれます.桃核承気湯㉑,調胃承気湯㉔,大承気湯⑬です.大黄と芒硝を含み『承気湯』という字がつかないものは,大黄牡丹皮湯㉝,通導散⑩⑤,防風通聖散㊅です.

承気湯類の代表としてまず調胃承気湯㉔を覚えて,理解しましょう.調胃承気湯㉔は理解のためには重要な処方ですが実際使用されることは少ないです.

⑬桂皮+芍薬+甘草+大棗+生姜を含むか?

桂皮の有無もチェックしましょう.桂皮はシナモン

です．桂枝は，本当は枝が細い部分のみの桂皮ですが，通常の桂皮で代用しています．桂皮だけでも心を鎮める作用があります．桂皮があれば，桂枝湯❹⑤の構造があるかを確認しましょう．桂枝湯❹⑤は桂皮，芍薬，甘草，大棗，生姜です．桂枝湯❹⑤を含む漢方薬は，葛根湯❶，桂枝加朮附湯⑱，桂枝加竜骨牡蛎湯㉖，当帰四逆加呉茱萸生姜湯㊳，桂枝加芍薬湯⑥⓪などがあります．小建中湯㊲㊲も桂皮+芍薬+甘草+大棗+生姜を含みますので桂枝湯❹⑤類の代表として覚えてみましょう．

⓭' 膠飴を含むか？

桂枝加芍薬湯⑥⓪に膠飴が加わったものが小建中湯㊲㊲です．『建中湯』と名がつくものは，黄耆建中湯㊾㊵，小建中湯㊲㊲，大建中湯⓵⓪⓪，当帰建中湯⓵㉓です．建中湯類には通常膠飴がありますが，当帰建中湯⓵㉓には例外的に膠飴はありません．

建中湯類の代表としてもまず小建中湯㊲㊲を覚えて，理解しましょう．

注：ツムラの当帰建中湯⓵㉓は賦形剤として乳糖の代わりにアメ粉を使用しています．アメ粉は実は粉末飴なので膠飴が入っているとも考えられます

⓮ 蘇葉，香附子，厚朴を含むか？

桂皮にも心を鎮める作用がありましたが，心のうっ滞感を晴らす生薬が蘇葉，香附子，厚朴です．気うつの生薬と理解してもいいです．

気剤の代表としてまず香蘇散⓻⓪を覚えて，理解しましょう．

⓯ その他

上記の14分類に当てはまらないものもあります．また複数に該当するものもあります．そして当てはまらないものの代表は芍薬甘草湯⓺⓼です．これも覚えて，理解しましょう．

1つの生薬で漢方の方向性がわかる

　漢方は生薬の足し算です．生薬の組み合わせでいろいろな作用が導き出されます．しかし生薬が1個あるだけで，ある程度漢方薬の方向性が推論できるものもあります．例えば車前子があれば，泌尿器疾患用ではないかと強く推測できるということです．他には五味子は呼吸器用，荊芥や連翹があれば皮膚疾患用，桔梗には排膿作用，辛夷は耳鼻科用，竜骨や牡蛎は気が鎮まるなどです．そんなものを以下に並べました．

車前子 (しゃぜんし)	泌尿器用	4	五淋散㊽，竜胆瀉肝湯⑦⑥，牛車腎気丸⑩⑦，清心蓮子飲⑪
五味子 (ごみし)	呼吸器用	5	小青竜湯⑲，清肺湯⑨⓪，人参養栄湯⑩⑧，苓甘姜味辛夏仁湯⑪⑨，清暑益気湯⑬⑥
麦門冬 (ばくもんどう)	呼吸器用	10	麦門冬湯㉙，釣藤散㊼，炙甘草湯㊿，竹茹温胆湯⑨①，滋陰至宝湯⑨②，滋陰降火湯⑨③，辛夷清肺湯⑩④，温経湯⑩⑥，清心蓮子飲⑪，清暑益気湯⑬⑥

生薬	分類	数	処方
陳皮 ちんぴ	消化器用	24	半夏白朮天麻湯㊲, 補中益気湯㊶, 六君子湯㊸, 釣藤散㊼, 疎経活血湯㊼, 五積散㊿, 参蘇飲㊅, 茯苓飲㊆, 香蘇散㊀, 平胃散㊁, 二陳湯㊁, 抑肝散加陳皮半夏㊃, 神秘湯㊄, 二朮湯㊆, 清肺湯⑨, 竹茹温胆湯㊈, 滋陰至宝湯㊊, 滋陰降火湯㊋, 通導散⑩, 人参養栄湯⑧, 胃苓湯⑮, 茯苓飲合半夏厚朴湯⑯, 啓脾湯⑱, 清暑益気湯⑯
荊芥 けいがい	皮膚用	8	十味敗毒湯⑥, 消風散㉒, 荊芥連翹湯㊿, 清上防風湯㊽, 治頭瘡一方㊾, 防風通聖散㊷, 当帰飲子㊋, 川芎茶調散⑭
連翹 れんぎょう	皮膚用	5	荊芥連翹湯㊿, 柴胡清肝湯⑧, 清上防風湯㊽, 治頭瘡一方㊾, 防風通聖散㊷
桔梗 ききょう	排膿作用	12	十味敗毒湯⑥, 荊芥連翹湯㊿, 清上防風湯㊽, 防風通聖散㊷, 五積散㊿, 参蘇飲㊅, 柴胡清肝湯⑧, 清肺湯⑨, 竹茹温胆湯㊈, 小柴胡湯加桔梗石膏⑨, 排膿散及湯⑫, 桔梗湯⑲
辛夷 しんい	耳鼻科用	2	葛根湯加川芎辛夷②, 辛夷清肺湯⑭

茵陳蒿(いんちんこう)	黄疸用	2	茵蔯五苓散(いんちんごれいさん)(117)*，茵蔯蒿湯(いんちんこうとう)(135)*
麻子仁(ましにん)	下剤	3	潤腸湯(じゅんちょうとう)(51)，炙甘草湯(しゃかんぞうとう)(64)，麻子仁丸(ましにんがん)(126)
薏苡仁(よくいにん)	抗炎症作用	3	薏苡仁湯(よくいにんとう)(52)，麻杏薏甘湯(まきょうよくかんとう)(78)，桂枝茯苓丸加薏苡仁(けいしぶくりょうがんかよくいにん)(125)
山椒(さんしょう)	腹部膨満痛み	2	大建中湯(だいけんちゅうとう)(100)，当帰湯(とうきとう)(102)
阿膠(あきょう)	止血	5	猪苓湯(ちょれいとう)㊵，炙甘草湯(しゃかんぞうとう)(64)，芎帰膠艾湯(きゅうききょうがいとう)(77)，温経湯(うんけいとう)(106)，猪苓湯合四物湯(ちょれいとうごうしもつとう)(112)
遠志(おんじ)	気が鎮まる	3	帰脾湯(きひとう)(65)，人参養栄湯(にんじんようえいとう)(108)，加味帰脾湯(かみきひとう)(137)
釣藤鈎(ちょうとうこう)	気が鎮まる	4	七物降下湯(しちもつこうかとう)㊻，釣藤散(ちょうとうさん)㊼，抑肝散(よくかんさん)(54)，抑肝散加陳皮半夏(よくかんさんかちんぴはんげ)(83)
竜骨(りゅうこつ)	気が鎮まる	2	柴胡加竜骨牡蛎湯(さいこかりゅうこつぼれいとう)⑫，桂枝加竜骨牡蛎湯(けいしかりゅうこつぼれいとう)㉖
牡蠣(ぼれい)	気が鎮まる	4	安中散(あんちゅうさん)⑤，柴胡桂枝乾姜湯(さいこけいしかんきょうとう)⑪，柴胡加竜骨牡蛎湯(さいこかりゅうこつぼれいとう)⑫，桂枝加竜骨牡蛎湯(けいしかりゅうこつぼれいとう)㉖

*茵蔯蒿湯や茵蔯五苓散の蔯の字にクサカンムリがあるのは保険収載に従っています．

すべての生薬の方向性

　ツムラ保険適応漢方エキス剤 128 種類を構成する 115 生薬を並べました．頻用されているものから，使用順に並べています．一番使用されているのは，甘草でなんと 94 処方に含まれています．生姜が 51 処方，そして茯苓が 46 処方と続きます．

　簡単な生薬の解説を加えています．基本的に清水藤太郎先生の「薬局の漢方」に準じています．たくさんの薬能があるのですが，簡単に記載しました．生薬自体も複数の成分を含有しています．生薬自体が自然物ですから，複数成分の含有は当然ですね．そうであれば，いろいろな薬能があります．主になんとなく効く程度ですが，それが生薬の組み合わせとなると漢方薬になり威力を発揮すると理解してください．1 つの効能に拘泥すると漢方の意味がわからなくなります．適当に大雑把にアバウトに理解してください．

使用数	生薬名	おもな作用・有効な症状
94	甘草（かんぞう）	気力を助ける，甘みを加える
51	生姜（しょうきょう）	健胃，鎮吐
46	茯苓（ぶくりょう）	水毒の改善，鎮静
44	芍薬（しゃくやく）	筋肉の緊張を緩める，鎮痛
39	桂皮（けいひ）	心を鎮める，発汗，解熱，鎮痛
39	大棗（たいそう）	緩和，強壮
38	当帰（とうき）	瘀血（おけつ）の改善，血虚（けっきょ）の改善，鎮痛
34	人参（にんじん）	気力をつける，強壮
34	蒼朮（そうじゅつ）	水毒の改善
27	半夏（はんげ）	鎮吐，気逆にも
27	黄芩（おうごん）	熱を冷ます，柴胡（さいこ）・黄連（おうれん）の作用増強
25	川芎（せんきゅう）	瘀血（おけつ）・血虚（けっきょ）の改善
24	陳皮（ちんぴ）	健胃，鎮嘔，鎮吐
22	柴胡（さいこ）	解毒，解熱，鎮静，抗アレルギー作用
22	地黄（じおう）	強壮強精
16	大黄（だいおう）	瀉下，抗炎症瘀血（おけつ）の改善，鎮静
14	黄耆（おうぎ）	気力を助ける，止汗，水腫を除く
14	枳実（きじつ）	健胃，鎮痛
14	沢瀉（たくしゃ）	水毒の改善
13	麻黄（まおう）	鎮痛，解熱
13	山梔子（さんしし）	鎮静
12	乾姜（かんきょう）	強く温める
12	厚朴（こうぼく）	健胃，気分を楽にする
12	桔梗（ききょう）	排膿，去痰

使用数	生薬名	おもな作用・有効な症状
11	黄連(おうれん)	熱を冷ます，消炎，鎮静
11	麦門冬(ばくもんどう)	滋潤，滋養，強壮
11	防風(ぼうふう)	解熱，鎮痛
10	石膏(せっこう)	強く冷ます，消炎，鎮静
9	杏仁(きょうにん)	鎮咳，鎮痛
8	黄柏(おうばく)	熱を冷ます，健胃，整腸
8	荊芥(けいがい)	皮膚病に使用，解毒
8	白朮(びゃくじゅつ)	健胃，利尿
8	牡丹皮(ぼたんぴ)	瘀血(おけつ)の改善に，消炎
7	薄荷(はっか)	清涼，健胃
6	香附子(こうぶし)	心を鎮める，精神安定
6	蘇葉(そよう)	気のめぐりの改善，鎮静
6	知母(ちも)	清涼，解熱，利尿
6	猪苓(ちょれい)	泌尿器症状の改善
6	桃仁(とうにん)	瘀血(おけつ)の改善，鎮痛
6	附子(ぶし)	強く温める，鎮痛
6	芒硝(ぼうしょう)	瀉下
5	阿膠(あきょう)	止血，滋養
5	五味子(ごみし)	鎮咳，強壮，呼吸器疾患に
5	細辛(さいしん)	鎮痛，鎮咳
5	升麻(しょうま)	解熱，解毒，升提(しょうてい)
5	白芷(びゃくし)	鎮静，鎮痛
5	木通(もくつう)	消炎，鎮痛
5	連翹(れんぎょう)	消炎，利尿，排膿

使用数	生薬名	おもな作用・有効な症状
4	釣藤鈎(ちょうとうこう)	鎮静, 鎮痛
4	葛根(かっこん)	発汗, 解熱, 鎮痛
4	滑石(かっせき)	利尿
4	山薬(さんやく)	強壮, 強精, 鎮痛
4	車前子(しゃぜんし)	泌尿器系症状, 利尿
4	牡蛎(ぼれい)	抗不安
3	遠志(おんじ)	鎮静, 去痰, 強壮
3	羌活(きょうかつ)	鎮痛
3	膠飴(こうい)	滋養強壮
3	牛膝(ごしつ)	利尿, 強壮
3	呉茱萸(ごしゅゆ)	頭痛, 嘔吐, 吐き気
3	山茱萸(さんしゅゆ)	強壮
3	麻子仁(ましにん)	便通改善
3	木香(もっこう)	健胃, 整腸
3	防已(ぼうい)	発汗, 解熱, 鎮痛
3	薏苡仁(よくいにん)	利尿, 消炎, 鎮痛
3	竜胆(りゅうたん)	解熱, 健胃, 利尿
3	酸棗仁(さんそうにん)	強壮, 鎮静
2	威霊仙(いれいせん)	利尿, 鎮痛
2	茵陳蒿(いんちんこう)	黄疸, 利水
2	栝楼根(かるこん)	解熱, 止渇
2	苦参(くじん)	消炎, 健胃, 利尿, 解熱, 鎮痛
2	紅花(こうか)	駆瘀血, 消炎, 鎮痛
2	粳米(こうべい)	滋養, 強壮, 緩和

使用数	生薬名	おもな作用・有効な症状
2	牛蒡子(ごぼうし)	解熱, 解毒, 利尿
2	山椒(さんしょう)	冷え, 腹痛
2	地骨皮(じこっぴ)	清涼, 解熱, 強壮, 鎮咳, 利尿
2	辛夷(しんい)	解熱, 鎮痛
2	桑柏皮(そうはくひ)	消炎利尿, 解熱, 鎮咳
2	竹茹(ちくじょ)	清涼, 解熱, 鎮咳
2	丁子(ちょうじ)	健胃, 強壮
2	天門冬(てんもんどう)	解熱, 強壮, 鎮咳, 利尿
2	貝母(ばいも)	鎮咳, 去痰, 排膿
2	樸樕(ぼくそく)	抗炎症
2	竜眼肉(りゅうがんにく)	滋養強壮
2	竜骨(りゅうこつ)	抗不安
2	蓮肉(れんにく)	滋養強壮, 強精
1	茴香(ういきょう)	健胃
1	延胡索(えんごさく)	鎮痛
1	縮砂(しゅくしゃ)	健胃
1	良姜(りょうきょう)	健胃, 鎮痛
1	何首烏(かしゅう)	強精, 強壮
1	蒺藜子(しつりし)	強壮
1	百合(びゃくごう)	鎮咳, 去痰, 滋養強壮
1	枇杷葉(びわよう)	清涼, 健胃, 鎮吐, 鎮咳
1	胡麻(ごま)	緩和, 滋養
1	蟬退(ぜんたい)	炎症
1	麦芽(ばくが)	健胃, 消化, 滋陰, 強壮

使用数	生薬名	おもな作用・有効な症状
1	天麻(てんま)	鎮痛
1	和羌活(わきょうかつ)	鎮痛
1	天南星(てんなんしょう)	鎮痛，去痰
1	艾葉(がいよう)	止血
1	栝楼仁(かろにん)	解熱，鎮咳，去痰，鎮痛
1	菊花(きくか)	清涼，解熱，鎮静
1	山楂子(さんざし)	健胃，整腸，鎮痛
1	炙甘草(しゃかんぞう)	鎮痛，解毒，気の不足
1	小麦(しょうばく)	緩和，滋養強壮
1	前胡(ぜんこ)	解熱，鎮咳，去痰
1	川骨(せんこつ)	瘀血(おけつ)
1	蘇木(そぼく)	止血，抗炎症
1	茶葉(ちゃよう)	気のめぐり改善，利尿
1	冬瓜子(とうがし)	消炎，利尿，排膿，緩下
1	杜仲(とちゅう)	鎮静，鎮痛，強壮
1	独活(どくかつ)	鎮痛，鎮静，催眠，消炎
1	忍冬(にんどう)	解毒，利尿
1	浜防風(はまぼうふう)	発汗，解熱，鎮痛
1	檳榔子(びんろうじ)	消化不良

(清水藤太郎：薬局の漢方．南山堂，1963 を参考に作成)

虚実のルール

　その漢方薬が実証向けか虚証向けかを知っておくことは大切です．実証と虚証が嫌な人は，がっちりタイプと弱々しいタイプと言い換えれば，ほぼイメージは合っています．

　モダン・カンポウの立ち位置では，実証は筋肉質で消化機能が強く麻黄がたくさん飲めるといったイメージです．一方で虚証は筋肉が少なく消化機能が弱く麻黄を受け付けないといった印象です．しかし，実証と虚証は相対的なものです．そんな漢方の実証から虚証の中での立ち位置を推測できれば，処方選択の役に立ちます．

　経験を積むと，漢方薬全体のイメージと，過去の経験などからだいたいの漢方薬の虚実の立ち位置がわかります．その経験的なイメージをなんとか法則化できないかと考えて，1つの方法を導きました．構成生薬を点数化して考えようというものです．

　構成生薬には分量があります．その分量を勘案して，そして重み付けをし，すべての生薬を考慮したルールを作れば，より正確な虚実対応のルールができるかもしれません．しかし，それはあまり勉強にもなりませんし，あまり有益ではないですね．

　そこで，ある特定の生薬にだけ的を絞り，そして構成成分量の重み付けをしないで，ざっくりと推測する法則を示しました．簡易版と精密版があります．簡易

版は麻黄，黄連，黄芩，附子，当帰，人参，膠飴に注目しました．麻黄・黄連・黄芩が実証向けの生薬で，含まれていれば各1点です．そして残りの附子・当帰・人参・膠飴は虚証向けの生薬で，含まれていれば各−1点です．その合計で大体の漢方薬の虚実の位置が判明します．

　精密版は麻黄・黄連・黄芩・石膏・芒硝・大黄・桃仁の7つが実証向け生薬で，麻黄は2点，他は各1点です．虚証向け生薬は，附子，当帰，人参，膠飴に乾姜・黄耆・桂皮を加えて，桂皮は−0.5点，それ以外は−1点として合計します．大体ゼロ点が中間でそれより上が実証向け，それより下が虚証向けです．そして，点数により相対的な評価も可能です．

　実際に漢方薬の処方構成から，簡易版や精密版を用いて，虚実点数を計算してください．結構，9割は整合性が保たれていると納得できます．なにより，そんな計算をすることで，漢方薬を生薬から理解することが楽しくなります．是非試してください．

　巻末の漢方薬の生薬構成に精密版のすべての虚実点数が記載されています．

実証向きか虚証向きかを調べる法則

　モダン・カンポウでは麻黄が飲めるかどうかで実証と虚証を決めています．虚証実証は相対的なものですが，その大雑把な位置を決めるデジタル感覚を養う法則です．簡易版は 7 種の生薬から，精密版は 14 種の生薬から推測するものです．9 割以上はこの法則で整合性が合います．

7種類の生薬で決める（簡易版）

実証向き生薬（＋1点）：麻黄，黄連，黄芩
虚証向き生薬（－1点）：附子，当帰，人参，膠飴

理解のための 15 処方では

0 < 実証
2点　黄連解毒湯❶
1点　麻黄湯㉗

0 = 中間
0点　小柴胡湯㊴，五苓散⓱，
　　 桂枝茯苓丸㉕，調胃承気湯㉔，
　　 香蘇散㉚，芍薬甘草湯㊲

0 > 虚証
－1点　六君子湯㊸，当帰芍薬散㉓，
　　　 小建中湯㉟，真武湯㉚，八味地黄丸❼
－2点　補中益気湯㊶，十全大補湯㊸

14種類の生薬で決める（精密版）

実証向き生薬（＋2点）：麻黄
実証向き生薬（＋1点）：黄連，黄芩，石膏，芒硝，
　　　　　　　　　　　大黄，桃仁
虚証向き生薬（－0.5点）：桂皮
虚証向き生薬（－1点）：附子，当帰，人参，膠飴，
　　　　　　　　　　　乾姜，黄耆

虚実公式の実例（簡易版）

☑黄連解毒湯⑮は黄連（＋１点）と黄芩（＋１点）を含むので，＋２点

☑麻黄湯㉗は麻黄（＋１点）を含むので，＋１点

☑小柴胡湯⑨は黄芩（＋１点）と人参を（－１点）を含むので，０点

☑五苓散⑰と桂枝茯苓丸㉕，調胃承気湯(74)，香蘇散(70)，芍薬甘草湯(68)は，麻黄，黄連，黄芩，附子，当帰，人参，膠飴のどれも含まないので０点

☑八味地黄丸⑦，真武湯㉚は附子（－１点）を含むので，－１点

☑六君子湯㊸は人参（－１点）を含むので，－１点

☑当帰芍薬散㉓は当帰（－１点）を含むので，－１点

☑小建中湯(99)は膠飴（－１点）を含むので，－１点

☑補中益気湯㊶と十全大補湯㊽は人参（－１点）と当帰（－１点）を含むので，－２点

> **虚実公式の実例（精密版）**
>
> ☑ 越婢加朮湯㉘は麻黄（2点）と石膏（1点）を含むので，3点
> ☑ 大柴胡湯❽は黄芩と大黄（各1点）を含むので，2点
> ☑ 葛根湯❶は，麻黄（2点）と桂皮（－0.5点）を含むので，1.5点
> ☑ 桂枝茯苓丸㉕は桃仁（1点）と桂皮（－0.5点）を含むので，0.5点
> ☑ 半夏瀉心湯⓮は黄芩（1点）と乾姜（－1点）を含むので，0点
> ☑ 桂枝湯㊺は桂皮（－0.5点）を含むので，－0.5点
> ☑ 当帰芍薬散㉓は当帰（－1点）を含むので，－1点
> ☑ 人参湯㉜は乾姜と人参（各－1点）を含むので，－2点
> ☑ 大建中湯⓴は乾姜・人参・膠飴（各－1点）を含むので，－3点
> ☑ 十全大補湯㊽は，桂皮（－0.5点），当帰・人参・黄耆（各－1点）を含むので，－3.5点

寒熱のルール

　生薬には飲んで体を温めるか，冷やすか，何もしないかによって，温，寒，平と分類されます．これが寒熱の概念に近いと思っています．明らかに温めるもの，明らかに冷やすものは簡単ですが，生薬を食してもよくわからないものもあります．でも一応分類しました．ですから，文献によって温，寒，平の生薬も異なります．参考とする本によっても，異なることがあります．あまり窮屈に考えないほうが良いと思います．アバウトに理解しましょう．

　僕は清水藤太郎先生の「薬局の漢方」を愛読しています．清水藤太郎先生は大塚敬節先生の学友で，薬学者です．「薬局の漢方」はわかりやすく，そして適切に生薬の性質が記載されており，松田邦夫先生の愛読書でもあります．僕も持っていますが，残念ながら市場では流通していません．古本屋でお求めください．もう1つの参考書は「活用自在の漢方処方」で秋葉哲生先生の著書です．こちらは流通しています．本書の漢方薬や生薬の性質は上記の2つの本に基づいています．

　さて，ツムラ保険適応漢方エキス剤で使用されている生薬は115です．その115のすべての温，寒，平を覚えても良いですが，それも大変で現実的ではないですね．僕たちとしては，漢方薬が温める性格か，冷やす生薬かを簡単に知りたいのです．その法則を以下に示します．

ファースト・ステップは，4つの生薬に着目します．石膏と黄連は強く冷やす生薬です．この石膏と黄連のどちらかがあれば，オートマチックに冷やす性格の漢方薬です．また乾姜と附子は強く温める生薬です．この乾姜と附子があれば，オートマチックに温める性格の漢方薬です．そして半夏瀉心湯❶❹と黄連湯❶❷⓪は，乾姜と黄連を含むので中間ということになります．臨床的には，処方選択のためにはファースト・ステップで十分です．

　敢えてセカンド・ステップを置くと，つまりファースト・ステップでは判断できないときですので，石膏・黄連・乾姜・附子が含まれない漢方薬です．そんなときは冷やす生薬として黄芩・地黄・大黄，温める生薬として桂皮・人参・当帰に着目して，その数で判断すれば，だいたい整合性が合います．冷やす生薬数が温める生薬数より多ければ冷やす漢方薬です．反対に，冷やす生薬数が温める生薬数より少なければ，温める漢方薬です．同数であれば，中間です．

　冷やす生薬は，石膏の他は，黄連・黄芩・地黄・大黄とみな黄色がつきますね．たまたまですが覚えやすいですね．

　伝統的なこれまでの思考方法では，すべての生薬の温・平・寒から考慮します．

温める方向性か，冷やす方向性かを理解する法則

　生薬の温・平・寒をすべて覚えるのは得策ではありません．ファースト・ステップは強く冷やす生薬の石膏または黄連があれば，冷やす漢方薬です．また強く温める生薬の乾姜または附子があれば，温める漢方薬です．セカンド・ステップは，冷やす生薬の黄芩・地黄・大黄の数と，温める生薬の桂皮・人参・当帰の数を比べれば，大雑把に漢方薬の寒熱が推測可能です．

1 st step：入っているか？

寒 石膏・黄連

温 乾姜・附子

＊黄連湯⑫⓪と半夏瀉心湯⑭は乾姜と黄連を含み中間

2 nd step：上記にあてはまらないとき

寒 黄芩・地黄・大黄

温 桂皮・人参・当帰

＊数が同じときは中間

寒熱公式（ファースト・ステップで128処方を調べた結果）

附子が あって温	牛車腎気丸 107, 大防風湯 97, 麻黄附子細辛湯 127, 桂枝加朮附湯 18, 真武湯 30, 八味地黄丸 7
乾姜が あって温	大建中湯 100, 小青竜湯 19, 人参湯 32, 苓姜朮甘湯 118, 桂枝人参湯 82, 柴胡桂枝乾姜湯 11, 苓甘姜味辛夏仁湯 119, 当帰湯 102, 大防風湯 97, 半夏白朮天麻湯 37
乾姜・黄 連があっ て中間	半夏瀉心湯 14, 黄連湯 120
石膏が あって寒	白虎加人参湯 34, 五虎湯 95, 小柴胡湯加桔梗石膏 109, 麻杏甘石湯 55, 木防已湯 36, 越婢加朮湯 28, 辛夷清肺湯 104, 釣藤散 47, 消風散 22, 防風通聖散 62
黄連が あって寒	三黄瀉心湯 113, 黄連解毒湯 15, 温清飲 57, 荊芥連翹湯 50, 柴陥湯 73, 柴胡清肝湯 80, 清上防風湯 58, 竹茹温胆湯 91, 女神散 67

寒熱公式（セカンド・ステップの実例）

- ✓ 当帰芍薬散 23 はファースト・ステップの石膏・黄連・乾姜・附子がないので，セカンド・ステップで判断し，当帰があるので，温
- ✓ 小柴胡湯 9 はファースト・ステップの石膏・黄連・乾姜・附子がないので，セカンド・ステップで判断し，温の人参と，寒の黄芩があるので，平

伝統的なこれまでの思考方法

温

	威霊仙 (いれいせん)	茴香 (ういきょう)	延胡索 (えんごさく)	黄耆 (おうぎ)	遠志 (おんじ)
艾葉 (がいよう)	何首烏 (かしゅう)	乾姜 (かんきょう)	羌活 (きょうかつ)	杏仁 (きょうにん)	荊芥 (けいがい)
桂皮 (けいひ)	膠飴 (こうい)	紅花 (こうか)	厚朴 (こうぼく)	呉茱萸 (ごしゅゆ)	五味子 (ごみし)
細辛 (さいしん)	山樝子 (さんざし)	山茱萸 (さんしゅゆ)	山椒 (さんしょう)	山薬 (さんやく)	縮砂 (しゅくしゃ)
生姜 (しょうきょう)	辛夷 (しんい)	川芎 (せんきゅう)	蒼朮 (そうじゅつ)	蘇葉 (そよう)	大棗 (たいそう)
丁子 (ちょうじ)	陳皮 (ちんぴ)	天南星 (てんなんしょう)	当帰 (とうき)	杜仲 (とちゅう)	独活 (どくかつ)
人参 (にんじん)	麦芽 (ばくが)	半夏 (はんげ)	白芷 (びゃくし)	白朮 (びゃくじゅつ)	檳榔子 (びんろうじ)
附子 (ぶし)	防風 (ぼうふう)	麻黄 (まおう)	木香 (もっこう)	竜眼肉 (りゅうがんにく)	良姜 (りょうきょう)
和羌活 (わきょうかつ)					

平

	阿膠 (あきょう)	葛根 (かっこん)	甘草 (かんぞう)	桔梗 (ききょう)	香附子 (こうぶし)
粳米 (こうべい)	牛膝 (ごしつ)	胡麻 (ごま)	酸棗仁 (さんそうにん)	炙甘草 (しゃかんぞう)	蘇木 (そぼく)
猪苓 (ちょれい)	天麻 (てんま)	桃仁 (とうにん)	百合 (びゃくごう)	枇杷葉 (びわよう)	茯苓 (ぶくりょう)
樸樕 (ぼくそく)	麻子仁 (ましにん)	竜骨 (りゅうこつ)	蓮肉 (れんにく)		

寒

	茵蔯蒿 (いんちんこう)	黄芩 (おうごん)	黄柏 (おうばく)	黄連 (おうれん)	滑石 (かっせき)
栝楼根 (かろこん)	栝楼仁 (かろにん)	菊花 (きくか)	枳実 (きじつ)	苦参 (くじん)	牛蒡子 (ごぼうし)
柴胡 (さいこ)	山梔子 (さんしし)	地黄 (じおう)	地骨皮 (じこっぴ)	紫根 (しこん)	蒺藜子 (しつりし)
芍薬 (しゃくやく)	車前子 (しゃぜんし)	小麦 (しょうばく)	升麻 (しょうま)	石膏 (せっこう)	前胡 (ぜんこ)
川骨 (せんこつ)	蝉退 (ぜんたい)	桑白皮 (そうはくひ)	大黄 (だいおう)	沢瀉 (たくしゃ)	竹茹 (ちくじょ)
知母 (ちも)	茶葉 (ちゃよう)	釣藤鈎 (ちょうとうこう)	天門冬 (てんもんどう)	冬瓜子 (とうがし)	忍冬 (にんどう)
貝母 (ばいも)	麦門冬 (ばくもんどう)	薄荷 (はっか)	浜防風 (はまぼうふう)	防已 (ぼうい)	芒硝 (ぼうしょう)
牡丹皮 (ぼたんぴ)	牡蛎 (ぼれい)	木通 (もくつう)	薏苡仁 (よくいにん)	竜胆 (りゅうたん)	連翹 (れんぎょう)

(薬局の漢方 清水藤太郎 南山堂,活用自在の処方解説 秋葉哲生 ライフ・サイエンスを参考に作成)

腹診のルール

　腹診は最初は胡散臭いですね．訳がわかりません．漢方の処方選択のためのヒント，つまり相関性から導き出されたヒントと思えば楽ですよ．腹診も教える人により，本により，考え方により様々です．まず大雑把に覚えましょう．処方選択のヒントになる腹診を生薬レベルから覚えると，臨床に役立つこともあります．

腹力の判定

　腹診でまず確認すべきは，腹力です．お腹の「しっかりした感」です．腹力は虚実に比例すると思われています．よって，虚実の公式から腹力は推測可能です．実証はがっちりで腹力が強い，虚証は弱々しく腹力は弱い，とイメージできます．

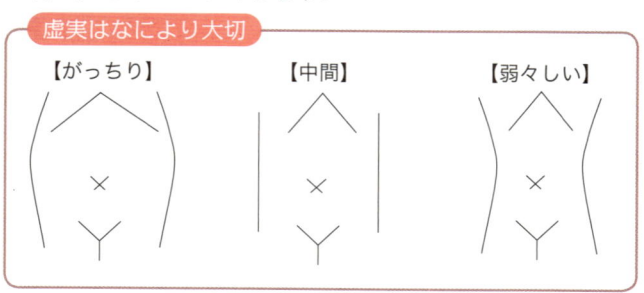

虚実はなにより大切

【がっちり】　　【中間】　　【弱々しい】

❶ 小腹硬満
しょうふくこうまん

　小腹硬満は瘀血の所見として大切です．臍と上前腸骨棘を結んだ線上の圧痛です．また，ひろく下腹部の圧痛と思ってもあまり間違いはありません．アバウトに考えましょう．漢方薬の構成生薬に，当帰・桃仁・牡丹皮・紅花・大黄の２つ以上があれば瘀血の所見がその漢方処方の選択のヒントになります．また当帰は１剤でも地黄がなければ，その漢方薬は小腹硬満を認めます．地黄があれば四物湯❼に近くなるので，駆瘀血作用は少なくなります．

血の溜まり（瘀血）のサイン●小腹硬満

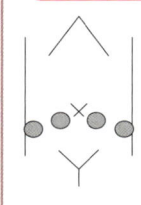

- 構成生薬に，当帰，桃仁，牡丹皮，紅花，大黄のうち２つがある漢方薬が効く状態．
- 当帰は一剤でも地黄がなければ小腹硬満

理解のための 15 処方では

桂枝茯苓丸㉕，当帰芍薬散㉓

❷ 胸脇苦満

肋骨弓下の圧痛のことです．触診する人によっても所見の取り方は異なります．柴胡を含む処方ではこの肋骨弓下の圧痛が見られることが多かったという経験則（相関性）です．胸脇苦満があるから柴胡を使わなければならないということではありません．

> **こじれた状態のサイン●胸脇苦満**
>
> ●構成生薬に柴胡がある．
> 　実証ではより広範に現れる．
> **理解のための 15 処方では**
> 小柴胡湯 ❾，補中益気湯 ❹

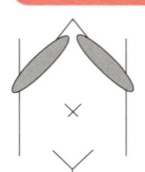

❸ 心下痞鞕

心下痞鞕は心窩部の圧痛です．「鞕」の字が革偏ですね．石偏ではないのです．つまり革のように硬いということで，そんなイメージを持って触診すれば，わかりやすいと思います．心下痞鞕は，瀉心湯類を処方するヒントです．

> **こじれた状態のサイン●心下痞硬**
>
> ●構成生薬に黄連がある．
> **理解のための 15 処方では**
> 黄連解毒湯 ⓯

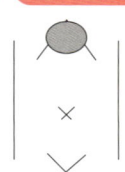

❹ 腹直筋の攣急

腹直筋の攣急は，昔は二本棒などとも呼ばれていました．構成生薬に芍薬と甘草を含み，芍薬が 4 g 以上含まれる漢方薬で，腹直筋の攣急が処方選択のヒントになります．最初は芍薬と甘草があれば，腹直筋の攣急のヒントと覚えても十分です．ヒントですから，これが必ず処方選択のキーになるのではありません．多くの本との整合性を合わせるには，「かつ芍薬が 4 g 以上」を入れたほうがいいということです．

虚弱のサイン●腹直筋の攣急

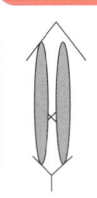

● 構成生薬に芍薬と甘草を含みかつ芍薬が 4 g 以上．

理解のための 15 処方では

芍薬甘草湯❻❽, 小建中湯❾❾

⑤ 心下振水音

心下振水音は心窩部を指でタップします．そのときに胃内の水の音が，チャプチャプとすれば，心下振水音ありです．消化機能が弱いことの証明で，麻黄剤が使いにくいヒントになります．

虚弱のサイン◉心下振水音

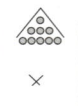

- ◉麻黄剤が飲めない

理解のための 15 処方では
六君子湯㊸，真武湯㉚

⑥ 小腹不仁

小腹不仁は下腹部，つまり臍下から恥骨の部分を触診すると，小骨盤空まで指が入るようなイメージです．柔らかいということです．六味丸㉘，八味地黄丸❼，牛車腎気丸⓱を使用するヒントです．漢方用語が嫌いでない方は，腎虚のサイン（初老期の諸症状）と思ってもいいです．

初老期の訴え（腎虚）のサイン◉小腹不仁

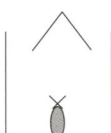

- ◉構成生薬に六味丸㉘がある．

理解のための 15 処方では
八味地黄丸❼

❼ 腹部大動脈の拍動

　臍上悸，臍下悸とも言われます．それぞれ臍の上や，下で，大動脈拍動が触れることです．カンポウに親しむ前は，腹部大動脈の動悸など，固定しているものと思っていました．痩せていれば触れやすい，腹部大動脈瘤があれば当然に強く触れるといったイメージです．ところが，同じ患者さんで何度も腹部大動脈の拍動を注意深く観察するようになって，ストレスなどがあると，腹部大動脈の拍動が強くなることが腑に落ちました．そして元気になると，腹部大動脈の拍動は弱くなります．ですから，腹部大動脈の拍動を認める場合は，抑肝散❺❹や，牡蛎や竜骨を含む鎮静作用のある漢方薬を選択するヒントになるのです．

ストレスのサイン●大動脈拍動の触知

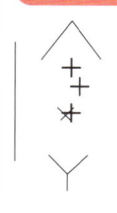

- ●抑肝散❺❹
- ●構成生薬に牡蛎がある．
  - ・柴胡桂枝乾姜湯⓫
  - ・柴胡加竜骨牡蛎湯⓬
  - ・桂枝加竜骨牡蛎湯㉖

腹診について　へそ曲がりの感想

　腹診は日本独特の診察法だと説明されます．大陸では高貴な方は，お腹を見せることなどはしなかったので脈診が進歩し，一方で日本ではお腹の診察方法が江戸時代に確立されと言われます．確かに，相関を論じる上で腹診も有用なのでしょう．しかし，僕には必須のものとは思えません．もしも，腹診がそれほど有用であれば，中国の高貴な方もお腹を見せたでしょう．広大な古墳を作り，等身大のたくさんの人形を一緒に埋めるような国です．生への執着が強く，有効であれば何でもやりそうです．また，腹部超音波検査は中国でも西洋医学の日常診療です．お腹を見せることに少なくとも現代は躊躇がないはずです．そうであれば，今こそ，腹診が中国でも行われそうですが，そんな話はあまり耳にしません．へそ曲がりの感想でした．

気・血・水のルール

　気血水は漢方の用語で，一般人にむしろ知られています．気や血や水の定義を正確にすると西洋医は嫌になります．定義に則さないアバウトな概念と僕は思っています．気は気持ちの問題，血は血液に関係すること，そしてそれ以外の水分に関することを水ぐらいのアバウト感覚で接することで十分です．

　そうはいっても，不思議なことに生薬と，その気血水になんとなくの相関があります．こんな生薬は敢えて分類すれば気血水のここに分類されそうだというイメージです．そしてそれを知っていると漢方薬を生薬レベルで考えるときのヒントにはなります．

　まず，血に関係する生薬を覚えましょう．貧血を含めた栄養失調状態が血虚です．血虚を治すと言われる漢方薬の代表は四物湯❼です．四物湯❼は，当帰・芍薬・川芎・地黄からなっています．この4つの生薬はすべて血に関係します．そして，血液成分のうっ滞である瘀血に関係する生薬は，桃仁，牡丹皮，紅花，大黄，当帰です．つまりこの8種類の生薬が血に関係する生薬と覚えましょう．

　気持ちに関わる生薬は，すでに15分類チャートで示したように，桂皮があります．桂皮だけでも気を鎮めます．また，蘇葉・厚朴・香附子も気のめぐりを良くします．気に関わる生薬はすべて，ここに分類されます．山梔子や黄連も気を鎮めます．黄連解毒湯❶の構

成生薬は，黄芩・黄連・山梔子・黄柏ですから，その構成生薬と覚えても良いですね．

また人参と黄耆を含む参耆剤は，気力体力を増すクスリですので，人参と黄耆も気に関係する生薬と連想できます．

柴胡は鎮静作用があります．柴胡剤は不眠にも使用できますので，気に関係すると理解できますね．そして，まだ覚える余力があれば，麦門冬，釣藤鈎，遠志，酸棗仁などを覚えましょう．どれも気が鎮まる生薬です．

それ以外はだいたい水に関係する生薬と理解すればいいです．五苓散⓱から桂皮を抜けば四苓湯ですが，その構成生薬である蒼朮・茯苓・沢瀉・猪苓は典型的な水に関する生薬です．また，六君子湯㊸から四君子湯㉢を除いた半夏と陳皮は，二陳湯㋛の主成分で，この2つも水に関する生薬と言われます．

水毒を治すクスリが利水剤ですが，広義の利水剤は，利尿効果を伴って水のアンバランスを改善する狭義の利水剤と，利尿の効果は少なく水のアンバランスを改善する駆水剤，そして鎮咳・去痰を主な作用とする生薬に分けて考えるとわかりやすいですね．清水藤太郎先生の分類です．防已，黄耆，薏苡仁，桔梗，五味子，細辛，杏仁，乾姜，石膏などがそれらにあたりますが，無理に覚える必要もありません．

気・血・水の方向性が理解できる法則

❶まず血に関係する生薬を覚えましょう．血虚に有効な四物湯⑦の構成生薬である当帰・芍薬・川芎・地黄と，駆瘀血効果のある生薬である牡丹皮・桃仁・紅花・大黄を覚えれば十分です．血と気と水の順で考えましょう．気と水は後から覚えましょう．

血
地黄, 川芎, 桃仁, 牡丹皮, 紅花, 当帰, 大黄

気
人参, 桂皮, 麦門冬, 黄連, 山梔子, 蘇葉, 香附子, 厚朴, 柴胡, 釣藤鈎, 遠志, 酸棗仁

水
蒼朮, 白朮, 猪苓, 沢瀉, 半夏, 黄耆, 防已, 薏苡仁, 五味子, 細辛, 杏仁, 乾姜, 石膏

❷上記にあてはまらないとき，以下を考慮します．
🔴血 芍薬, 🔴気 麻黄, 甘草, 茯苓, 🔴水 陳皮, 桔梗, 茯苓

気・血・水の実例

- ☑ 葛根湯❶は，麻黄・葛根・桂皮・芍薬・甘草・生姜からなり，桂皮が「気の生薬」にて，気が主体の漢方薬とわかる．気・血・水のどれにもあてはまらないときに初めて(　)を考慮する．
- ☑ 当帰芍薬散㉓は，当帰，川芎という「血の生薬」と蒼朮，沢瀉という「水の生薬」を含むので気と水が主体の漢方薬とわかる．茯苓はもちろん利水剤だが(　)なので，最初は考慮しない．
- ☑ 加味逍遙散㉔は，当帰，牡丹皮という「血の生薬」，山梔子という「気の生薬」，そして蒼朮という「水の生薬」を含むので，気血水が主体の漢方薬とわかる．
- ☑ 桂枝茯苓丸㉕は桃仁，牡丹皮という「血の生薬」，桂皮という「気の生薬」を含むので気血が主体の漢方薬と理解できる．

4 味（13 処方）	黄連解毒湯⑮，麻黄湯㉗，呉茱萸湯㉛， 人参湯㉜，四逆散㉟，木防已湯㊱， 苓桂朮甘湯㊴，麻杏甘石湯(55)， 四物湯(71)，麻杏薏甘湯(78)，大建中湯(100)， 苓姜朮甘湯(118)，大承気湯(133)
5 味（17 処方）	半夏厚朴湯⑯，五苓散⑰，桂枝茯苓丸㉕， 真武湯㉚，大黄牡丹皮湯㉝， 白虎加人参湯㉞，猪苓湯㊵，桂枝湯㊺， 桂枝加芍薬湯(60)，桃核承気湯(61)， 香蘇散(70)，二陳湯(81)，桂枝人参湯(82)， 五虎湯(95)，升麻葛根湯(101)，酸棗仁湯(103)， 立効散(110)
6 味（16 処方）	乙字湯③，防已黄耆湯⑳，当帰芍薬散㉓， 越婢加朮湯㉘，麦門冬湯㉙， 茯苓飲(69)，四君子湯(75)，平胃散(79)， 六味丸(87)，小建中湯(99)，茵蔯五苓散(117)， 排膿散及湯(122)，当帰建中湯(123)， 桂枝茯苓丸加薏苡仁(125)，麻子仁丸(126)， 桂枝加芍薬大黄湯(134)
7 味（16 処方）	葛根湯①，安中散⑤，小柴胡湯⑨， 柴胡桂枝乾姜湯⑪，半夏瀉心湯⑭， 桂枝加朮附湯⑱，桂枝加竜骨牡蛎湯㉖， 七物降下湯㊻，薏苡仁湯(52)，抑肝散(54)， 芎帰膠艾湯(77)，神秘湯(85)， 治打撲一方(89)，黄耆建中湯(98)， 苓甘姜味辛夏仁湯(119)，黄連湯(120)
8 味（5 処方）	八味地黄丸⑦，大柴胡湯⑧，小青竜湯⑲， 六君子湯㊸，温清飲(57)

9味（16処方）	柴胡桂枝湯⑩，当帰四逆加呉茱萸生姜湯㊳，治頭瘡一方(59)，炙甘草湯(64)，柴陥湯(73)，竜胆瀉肝湯(76)，抑肝散加陳皮半夏(83)，辛夷清肺湯(104)，通導散(105)，小柴胡湯加桔梗石膏(109)，清心蓮子飲(111)，猪苓湯合四物湯(112)，茯苓飲合半夏厚朴湯(116)，川芎茶調散(124)，啓脾湯(128)，清暑益気湯(136)
10味（11処方）	十味敗毒湯⑥，柴胡加竜骨牡蛎湯⑫，加味逍遙散㉔，補中益気湯㊶，十全大補湯㊽，潤腸湯(51)，当帰飲子(86)，滋陰降火湯(93)，柴朴湯(96)，当帰湯(102)，牛車腎気丸(107)
11味（2処方）	釣藤散㊼，五淋散(56)
12味（9処方）	半夏白朮天麻湯㊲，清上防風湯(58)，帰脾湯(65)，参蘇飲(66)，女神散(67)，二朮湯(88)，温経湯(106)，人参養栄湯(108)，柴苓湯(114)
13味（4処方）	消風散㉒，竹茹温胆湯(91)，滋陰至宝湯(92)，胃苓湯(115)
14味（1処方）	加味帰脾湯(137)
15味（2処方）	柴胡清肝湯(80)，大防風湯(97)
16味（2処方）	五積散(63)，清肺湯(90)
17味（2処方）	荊芥連翹湯㊿，疎経活血湯(53)
18味（1処方）	防風通聖散(62)

※味＝構成生薬数

生薬の加減で
名前が異なる漢方薬

1 種類追加で名前が変わる漢方薬

　ある漢方薬に1つの生薬を加えて名前が変わります．過去の膨大な処方を相手にすれば，たくさんありそうです．漢方上達のための7箇条にあるように，ツムラ128処方に限る，つまり「無限の海を泳がない」ことが秘訣です．

　ツムラ128処方中に9処方が1剤追加で名前が変わるものです．大切な理解は，その加えられる生薬の重要性です．その1剤で名前が変わるほどの効果を有しているということですから．

　一番面白いのは桂枝湯㊺と桂枝加芍薬湯㉖の違いです．桂枝湯㊺に芍薬を増量すると桂枝加芍薬湯㉖になります．生薬の増量で名前がかわるのはこれだけです．つまり芍薬のバランスが大切とわかります．桂皮は頭に効いて，芍薬はお腹に効くなどとも言われます．つまり芍薬が相対的に多ければ，おもにお腹に効くようになります．言葉を換えれば，芍薬以外のバランスにはあまり拘泥しなくてよいことになります．一方で炙甘草湯㊿には桂枝湯㊺から芍薬を抜いた4つの生薬が含まれています．炙甘草湯㊿はお腹より上の症状に効くイメージですので，敢えて芍薬を抜いているとも思われます．よって，法則の所々で，芍薬のグラム数が登場します．腹診の法則では，甘草を含み，芍

薬が4 g以上あれば腹直筋の攣急がヒントになります．また，六病位の法則では⑤（120ページ）で，芍薬が5 g以上あれば太陰病になります．

桑白皮は子ども向けになりますよ．

膠飴は虚証向けになります．

茵陳蒿は黄疸や蕁麻疹に有効となります．

黄耆は寝汗を止めます．気力体力を付けます．

芒硝は大黄の働きを強めて，かつさらに気も鎮めます．

当帰は女性の妙薬です．これ1剤でも地黄がなければ駆瘀血剤に，地黄があれば四物湯(71)類似の効果を出します．

桂枝湯㊺＋芍薬	桂枝加芍薬湯(60)
人参湯㉜＋桂皮	桂枝人参湯(82)
麻杏甘石湯(55)＋桑柏皮	五虎湯(95)
桂枝加芍薬湯(60)＋膠飴	小建中湯(99)
五苓散⑰＋茵陳蒿	茵陳五苓散(117)
桂枝茯苓丸㉕＋薏苡仁	桂枝茯苓丸加薏苡仁(125)
小建中湯(99)＋黄耆	黄耆建中湯(98)
桂枝加芍薬湯(60)＋当帰	当帰建中湯(123)
大黄甘草湯(84)＋芒硝	調胃承気湯(74)
小半夏湯＋茯苓	小半夏加茯苓湯㉑
白虎湯＋人参	白虎加人参湯㉞

88002-183 JCOPY

2種類追加で名前が変わる漢方薬

葛根湯①＋川芎・辛夷	葛根湯加川芎辛夷②
桂枝湯㊺＋麻黄・葛根	葛根湯①
桂枝湯㊺＋蒼朮・附子	桂枝加朮附湯⑱
小半夏加茯苓湯㉑＋蘇葉・厚朴	半夏厚朴湯⑯
桂枝湯㊺＋竜骨・牡蛎	桂枝加竜骨牡蛎湯㉖
四君子湯(75)＋陳皮・半夏	六君子湯㊸
八味地黄丸⑦＋牛膝・車前子	牛車腎気丸(107)
抑肝散(54)＋陳皮・半夏	抑肝散加陳皮半夏(83)
帰脾湯(65)＋柴胡・山梔子	加味帰脾湯(137)
六味丸(87)＋附子・桂皮	八味地黄丸⑦
小柴胡湯⑨＋桔梗・石膏	小柴胡湯加桔梗石膏(109)
小柴胡湯⑨＋黄連・栝楼仁	柴陥湯(73)
小柴胡湯⑨＋桂皮・芍薬	柴胡桂枝湯⑩
調胃承気湯(74)＋桃仁・桂皮	桃核承気湯(61)
逍遙散＋牡丹皮・山梔子	加味逍遙散㉔
小柴胡湯⑨＋黄連・栝楼仁	柴陥湯(73)

1つ入れ替えて名前が変わる漢方薬

麻杏甘石湯(55) −石膏＋薏苡仁	麻杏薏甘湯(78)

麻黄湯㉗－桂皮＋石膏	麻杏甘石湯(55)
半夏瀉心湯⑭－黄芩＋桂皮	黄連湯(120)

2つ入れ替えて名前が変わる漢方薬

小柴胡湯⑨－柴胡・生姜 ＋黄連・乾姜	半夏瀉心湯⑭
五苓散⑰－桂皮・蒼朮 ＋滑石・阿膠	猪苓湯㊵
桃核承気湯(61)－桂皮・甘草 ＋牡丹皮・冬瓜子	大黄牡丹皮湯㉝
四君子湯(75)－人参・茯苓 ＋厚朴・陳皮	平胃散(79)
苓桂朮甘湯㊴－桂皮・蒼朮 ＋乾姜・白朮	苓姜朮甘湯(118)

2つの追加で漢方薬＋漢方薬

防已黄耆湯⑳＋麻黄・石膏	防已黄耆湯⑳＋越婢加朮湯㉘
葛根湯①＋蒼朮・附子	葛根湯①＋桂枝加朮附湯⑱
小柴胡湯⑨＋桂皮・芍薬	小柴胡湯⑨＋桂枝湯㊺

まれに使用される生薬から魅力を探る

1つの漢方薬だけに使用されている生薬

1つの漢方薬にだけ使用されている生薬は魅力的ですね．わざわざそれを入れる必要があるということですから．生薬を揃えるのは結構な手間ですね．頻用生薬では補えない効果が期待できるからこそ，生き残ったのでしょう．

そして，さらに面白いことはグループ化していますね．安中散⑤にのみ含まれている生薬が4つもあります．茴香・延胡索・縮砂・良姜です．不思議ですね．また当帰飲子(86)にだけ含まれている生薬は何首烏と蒺藜子です．辛夷清肺湯(104)にだけ含まれている生薬は百合と枇杷葉です．消風散㉒にのみ含まれている生薬は胡麻と蟬退です．半夏白朮天麻湯㊲にのみ含まれている生薬は麦芽と天麻です．そして二朮湯(88)にのみ含まれている生薬は和羌活と天南星です．こんな風に考えると面白いですね．

茴香	安中散⑤
延胡索	
縮砂	
良姜	

栝楼仁	柴陥湯(73)
菊花	釣藤散㊼
山楂子	啓脾湯(128)
炙甘草	炙甘草湯(64)

何首烏	当帰飲子(86)
蒺藜子	
百合	辛夷清肺湯(104)
枇杷葉	
胡麻	消風散㉒
蟬退	
麦芽	半夏白朮天麻湯㊲
天麻	
和羌活	二朮湯(88)
天南星	
艾葉	芎帰膠艾湯(77)

小麦	甘麦大棗湯(72)
前胡	参蘇飲(66)
川骨	治打撲一方(89)
蘇木	通導散(105)
茶葉	川芎茶調散(124)
冬瓜子	大黄牡丹皮湯㉝
杜仲	大防風湯(97)
独活	十味敗毒湯⑥
忍冬	治頭瘡一方(59)
浜防風	清上防風湯(58)
檳榔子	女神散(67)

2～3の漢方薬に使用されている生薬

1つの漢方薬に含まれている生薬と同じく，まれに使用される生薬も魅力的です．煎じ薬であれば，生薬を百味箪笥に入れて管理します．毎週伺う松田医院で，百味箪笥にある生薬を丹念に拝見するのが僕の楽しみの1つです．

さて，大して有用性がなければ，その生薬を除いてしまうことがなにより簡単です．少数の特定の漢方薬だけに使用される生薬に際だった薬効があるのなら，なぜ広く他の漢方薬にも追加されなかったか．そして一方で，なぜ脈々と生き残っているのか．そんな些細なことが妙に気になるのです．128処方中の4種類以

下に含まれている生薬を列挙しました．確かに重要と思われる生薬も多数含まれています．

4	釣藤鈎	七物降下湯㊻，釣藤散㊼，抑肝散(54)，抑肝散加陳皮半夏(83)
4	葛根	升麻葛根湯(101)，葛根湯①，葛根湯加川芎辛夷②，参蘇飲(66)
4	滑石	五淋散(56)，猪苓湯㊵，猪苓湯合四物湯(112)，防風通聖散(62)
4	山薬	啓脾湯(128)，牛車腎気丸(107)，八味地黄丸⑦，六味丸(87)
4	車前子	牛車腎気丸(107)，五淋散(56)，清心蓮子飲(111)，竜胆瀉肝湯(76)
4	牡蛎	安中散⑤，桂枝加竜骨牡蛎湯㉖，柴胡桂枝乾姜湯⑪，柴胡加竜骨牡蛎湯⑫
3	遠志	加味帰脾湯(137)，帰脾湯(65)，人参養栄湯(108)
3	羌活	川芎茶調散(124)，疎経活血湯(53)，大防風湯(97)
3	膠飴	黄耆建中湯(98)，小建中湯(99)，大建中湯(100)
3	牛膝	牛車腎気丸(107)，疎経活血湯(53)，大防風湯(97)
3	呉茱萸	呉茱萸湯㉛，当帰四逆加呉茱萸生姜湯㊳，温経湯(106)
3	山茱萸	牛車腎気丸(107)，八味地黄丸⑦，六味丸(87)
3	麻子仁	麻子仁丸(126)，炙甘草湯(64)，潤腸湯(51)
3	木香	加味帰脾湯(137)，帰脾湯(65)，女神散(67)

3	防　已	防已黄耆湯⑳, 木防已湯㊱, 疎経活血湯㊳
3	薏苡仁	桂枝茯苓丸加薏苡仁⑫㊄, 麻杏薏甘湯㊆㊇, 薏苡仁湯㊄㊁
3	竜　胆	疎経活血湯㊳, 立効散⑩, 竜胆瀉肝湯㊆㊅
3	酸棗仁	酸棗仁湯⑩㊂, 加味帰脾湯⑬㊆, 帰脾湯㊅㊄
2	威霊仙	二朮湯㊳㊇, 疎経活血湯㊳
2	茵蔯蒿	茵蔯蒿湯⑬㊄, 茵蔯五苓散⑪㊆
2	栝楼根	柴胡桂枝乾姜湯⑪, 柴胡清肝湯㊇⓪
2	苦　参	三物黄芩湯⑫①, 消風散㉒
2	紅　花	通導散⑩㊅, 治頭瘡一方㊉㊈
2	粳　米	白虎加人参湯㉞, 麦門冬湯㉙
2	牛蒡子	消風散㉒, 柴胡清肝湯㊇⓪
2	山　椒	大建中湯⑩⓪, 当帰湯⑩②
2	地骨皮	滋陰至宝湯㊈②, 清心蓮子飲⑪
2	辛　夷	葛根湯加川芎辛夷②, 辛夷清肺湯⑩④
2	桑柏皮	五虎湯㊈㊄, 清肺湯㊈⓪
2	竹　茹	竹茹温胆湯㊈①, 清肺湯㊈⓪
2	丁　子	治打撲一方㊇㊈, 女神散㊅㊆
2	天門冬	滋陰降火湯㊈③, 清肺湯㊈⓪
2	貝　母	滋陰至宝湯㊈②, 清肺湯㊈⓪
2	樸樕	十味敗毒湯⑥, 治打撲一方㊇㊈
2	竜眼肉	加味帰脾湯⑬㊆, 帰脾湯㊅㊄
2	竜　骨	桂枝加竜骨牡蛎湯㉖, 柴胡加竜骨牡蛎湯⑫
2	蓮　肉	清心蓮子飲⑪, 啓脾湯⑫㊇

118

IV. 上級者もビックリ！さらなる混沌とした世界にも体系的法則を

六病位のルール

❶真武湯㉚，麻黄附子細辛湯(127)

↓ No

❷白虎加人参湯㉞，茵陳蒿湯(135)
❸大黄＋芒硝を含む

↓ No

❹桃仁，牡丹皮，紅花，大黄，川骨を２つ以上含む
❺柴胡，黄連，黄芩，石膏，猪苓，釣藤鈎，黄柏，薏苡仁，牡蛎，桔梗，厚朴，麦門冬，陳皮を含む

↓ No

❻桂枝湯㊺を含む
❼麻黄，香附子，葛根を含む

↓ No

❽大黄甘草湯(84)
❾芍薬５g以上
❿当帰，人参，地黄，乾姜，呉茱萸，酸棗仁，黄耆，膠飴を含む

↓ No

⓫少陽病　五苓散⑰

⓬**例　外**　※例外に該当するときは，パスして次に

❸通導散(105)，防風通聖散(62)
❺滋陰至宝湯(92)，越婢加朮湯㉘，当帰湯(102)，温経湯(106)，
❻当帰四逆加呉茱萸生姜湯㊳，桂枝加芍薬湯(60)，黄耆黄湯(134)

※赤字の漢方薬は理解のための 15 処方です.
※六病位の分類は「活用自在の処方解説」秋葉哲生より.

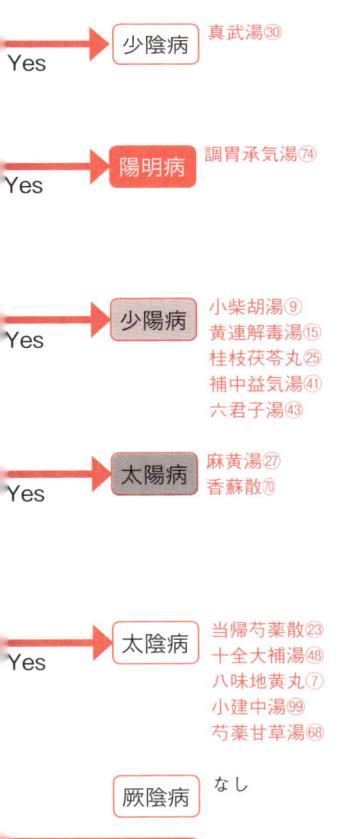

Yes → 少陰病　真武湯㉚

Yes → 陽明病　調胃承気湯(74)

Yes → 少陽病　小柴胡湯⑨
黄連解毒湯⑮
桂枝茯苓丸㉕
補中益気湯㊶
六君子湯㊸

Yes → 太陽病　麻黄湯㉗
香蘇散(70)

Yes → 太陰病　当帰芍薬散㉓
十全大補湯㊽
八味地黄丸⑦
小建中湯(99)
芍薬甘草湯(68)

厥陰病　なし

進んでください.

疎経活血湯(53), 香蘇散(70), 人参養栄湯(108), 潤腸湯(51)
健中湯(98), 小建中湯(99), 当帰健中湯(123), 桂枝加芍薬大

六病位は，時間の経過です．急性期から，太陽病，少陽病，陽明病，太陰病，少陰病，厥陰病です．1800年以上前の傷寒論にすでに記載があります．むしろ傷寒論は，この急性疾患の時間的変化に対して処方や，処方後の経過を示したものです．そして，すべての病気が同じような経過を辿ると考えられていました．その上，後年，この時間的な経過を慢性疾患にも応用しました．するとよく意味がわからなくなります．

　僕は六病位は時間的経過を示したものと単純に理解しています．太陽病は急性期，少陽病は亜急性期またはこじれた状態，そして陽明病は稽留熱でそして腹満ですから，なかなか今日の臨床で典型例はみません．つぎに，太陰病，少陰病，そして厥陰病に至って死亡するといった経過です．

　どの病位に対して，どの漢方薬が有効かといったことを論じた古典は多数あります．多数あるということは微妙に異なっています．そんな微妙な違いを論じるつもりはなく，処方選択に有効となるように法則化しました．六病位の割り振りは秋葉先生の本に従いました．そして漢方薬の六病位での位置を知ると，オートマチックに，舌の所見と脈の所見が導けます．僕の法則です．でもこれで8〜9割は合っています．まず典型例を知って，法則で導かれるものを知って，その後例外を覚えればわかりやすいです．僕が言いたいのは，128処方のすべての舌の所見や脈の所見を覚える必要がなくなるということです．

　表を見ると，すこし難しそうに思えますが，概要は

簡単です．太陽病は麻黄剤や桂枝湯❹❺類です．少陽病は柴胡剤と瀉心湯（黄連＋黄芩）類です．そして駆瘀血剤です．当帰があって地黄がないものも駆瘀血剤ですが，これは温性駆瘀血剤とよばれ，少陽病期ではなく，太陰病です．陽明病は，承気湯（大黄＋芒硝）類と白虎加人参湯❸❹と茵蔯蒿湯❶❸❺です．

次に陰病です．太陰病は温性駆瘀血剤と参耆剤です．四物湯❼❶や四君子湯❼❺も太陰病です．真武湯❸⓪と麻黄附子細辛湯❶❷❼はオートマチックに少陰病です．言い換えれば，少陰病には真武湯❸⓪と麻黄附子細辛湯❶❷❼しかありません．厥陰病に効果のある漢方エキス剤はありません．

概略はこんなイメージです．両方に当てはまるときは，適当です．六病位の分類は書物によって，人によって異なります．適当に理解しましょう．

六病位の実例

☑ 大承気湯❸は，真武湯❸と麻黄附子細辛湯❷ではないので，❶は該当しません．そして❷で該当するので陽明病になります．

☑ 桂枝茯苓丸❷は，真武湯❸と麻黄附子細辛湯❷ではないので，❶は該当しません．そして承気湯類でもなく白虎加人参湯❸や茵蔯蒿湯❸ではないので❷も該当しません．そして桃仁と牡丹皮があるので❸に該当しますから，少陽病になります．

☑ 同じように柴胡剤は❶❷を通過し，柴胡があるので❸に該当し少陽病になります．瀉心湯類も❶❷を通過し，黄連があるので❸に該当し少陽病になります．

☑ 基本的に黄芩，石膏，猪苓，釣藤鈎，黄柏，薏苡仁，牡蛎，桔梗，厚朴，麦門冬，陳皮などを含む漢方薬も❶❷を通過すればここで❸に該当し少陽病になります．例外は（ ）で示してあります．例外に該当すれば，そこは飛ばして次に移ります．

☑ 麻黄湯❷や桂枝湯❹は❶❷❸に該当しないので，❹で太陽病になります．

☑ 当帰芍薬散❷は❶❷❸❹には該当せず，当帰を含むので❺に該当して，太陰病になります．おなじく人参，地黄，乾姜，呉茱萸，酸棗仁，黄耆，膠飴，そして芍薬を５ｇ以上含むものは❺に該当し，太陰病になります．よって参耆剤や四君子湯❼，四物湯❼はここに入ります．

☑ 五苓散❶は❶❷❸❹❺のどれにも該当しないので，少陽病になります．

舌診のルール

　漢方処方がどの病位をメインターゲットにしているかが推測できると,オートマチックに舌の典型的所見が結びつきます.例外は各自覚えましょう.また,あくまでも相関を論じた世界が漢方にて,理由はありません.理由や因果を探索すると一気に胡散臭くなります.相関だと思いましょう.つまり,外れることもあります.典型的な所見だということです.

　太陽病であれば所見なしです.少陽病は厚い白苔です.陽明病は厚い黄苔で,その後太陰病で薄い白苔となり,少陰病や厥陰病は特徴的な所見がないか無苔です.そんな相関のイメージということです.

　舌診は複雑で最初は理解不能です.まず大雑把に把握しましょう.ファースト・ステップは基本的に六病位が決まると,図のように舌診の概略が理解できます.法則を理解して,そして例外を覚えれば簡単です.時間経過である太陽病から厥陰病への横軸と舌苔の厚さの縦軸で理解します.8割ぐらいはこれで整合性が合います.この法則に合わない漢方薬は覚えればよいのです.

　もう少し整合性を合わせるには,セカンド・ステップを考慮します.

1st step：六病位からオートマチックに

　これで典型的な舌診所見、特に舌苔に関しては、ほぼ整合性が合います。しかし、あくまでも相関の世界にて、舌診と異なっていても、その漢方を使用することは多々あります。処方選択のヒントになると思えば十分です。ですから、あえて舌診をしなくてもまったく困りません。

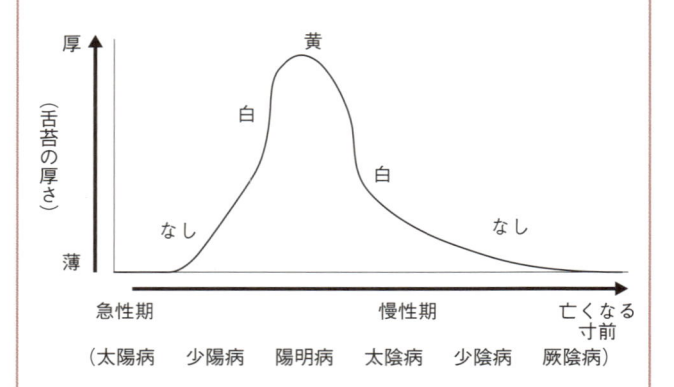

(舌苔の厚さのグラフ：急性期から慢性期、亡くなる寸前にかけて、なし→白→黄→白→なしと変化する。太陽病・少陽病・陽明病・太陰病・少陰病・厥陰病)

病期（六病位）	舌の所見	理解のための15処方では
太陽病	なし	麻黄湯㉗，香蘇散⑩
少陽病	厚い白苔	小柴胡湯⑨，黄連解毒湯⑮ 五苓散⑰，桂枝茯苓丸㉕ 補中益気湯㊶，六君子湯㊸
陽明病	厚い黄苔	調胃承気湯㉔
太陰病	薄い白苔	当帰芍薬散㉓，十全大補湯㊽ 八味地黄丸⑦，小建中湯㉟ 芍薬甘草湯㊳
少陰病	さらに薄い白苔	真武湯㉚
厥陰病	なし	なし

2nd step：
あえてもう少し整合性をあわせたいときに

　瀉心湯類，実証向け柴胡剤，または，石膏・山梔子・桔梗・滑石・茵陳蒿を含む漢方薬は黄苔傾向になります．
　六病位から舌所見を理解すると陽明病のみが黄苔です．しかし，瀉心湯では少陽病でありながら，舌苔に少々黄色みがかります．実証向けの柴胡剤も同様です．炎症が慢性化すると舌が益々黄色くなると考えたのでしょうか．炎症時に有効な生薬を含むとそのような傾向が見られます．また，歯形が舌に付いている歯痕舌という所見は水毒のヒントになります．舌下静脈の怒張は，瘀血のサインの1つです．

舌診の実例

✓ 小柴胡湯❾は六病位のルールから少陽病になります．
　少陽病の典型的な舌所見は厚い白苔です．

✓ 調胃承気湯㊼は六病位のルールから陽明病になります．
　陽明病の典型的な舌所見は厚い黄苔です．

脈診のルール

　基本的に六病位が決まると，130ページの図のように脈診の概略が理解できます．法則を理解して，そして例外を覚えれば簡単です．

　脈診も人それぞれです．たくさんの本が出ていますが，所詮デジタル化できないので，アナログ的な診察者の主観になります．自分で経験して，納得できれば，利用しましょう．無理に拘泥することはありません．

　皮膚にほんの少し触れて感じる脈が浮脈です．だいたい急性期を表しています．つまり漢方では太陽病です．そしてその脈がしっかりしていれば緊で，浮でかつ緊にて，浮緊と呼びます．浮緊は麻黄剤などを使うヒントになります．また浮でも，弱々しい脈があります．これは浮弱といいます．麻黄剤ではなく桂枝湯㊺などを使用するヒントになります．亜急性期やこじれた状態である少陽病期になると脈は深さが中間になります．そんな脈を弦といいます．陽明病では，脈は深く指を押し込まないと触れなくなり，それを沈といいますが，沈でも脈は大きく感じます．そんな脈を沈実と呼びます．太陰病から少陰病，そして厥陰病となるに従って，沈で弱い脈になります．つまり沈弱です．こんな風に簡単に考えて，興味がある方は，脈診の専門家の本を読みましょう．僕の診療にはこの程度で十分です．

　血圧が同じでも脈の感じ方は違いますよ．僕は母で

勉強しました．調子が良いときは，脈がしっかりしています．実ですね．調子が悪いときは脈が本当に細いか，よくわかりません．血圧は同じですが．

脈でどこまでわかるのかは僕には不明です．僕の脈診は，一番の目的は，患者さんとのスキンシップですから．

むかし漢方の名医を集めて脈診の実験をしたそうです．カーテンで患者が見えないようにすると，漢方医によってばらばらだった脈診所見が，カーテンを取って，患者が見えるようにしてから脈診を行うとほぼ揃ったそうです．つまり全体を診るときの一部が脈診と思えばいいですね．素晴らしい実験と思っています．

病期（六病位）		脈の所見	理解のための15処方では
太陽病	実証	皮膚の表面に大きく触れる（浮緊）	麻黄湯㉗
	虚証	皮膚の表面に小さく触れる（浮弱）	香蘇散(70)
少陽病		皮膚の中間に触れる（弦）	小柴胡湯⑨ 黄連解毒湯⑮ 五苓散⑰ 桂枝茯苓丸㉕ 補中益気湯㊶ 六君子湯㊸
陽明病		皮膚の奥の方で大きく触れる（沈実）	調胃承気湯(74)
太陰病		皮膚の奥の方で小さく触れる（沈弱）	当帰芍薬散㉓ 十全大補湯㊽ 八味地黄丸⑦ 小建中湯(99) 芍薬甘草湯(68)
少陰病		皮膚の奥の方でさらに小さく触れる(沈弱)	真武湯㉚
厥陰病		ほとんど触れない	なし

脈診の実例

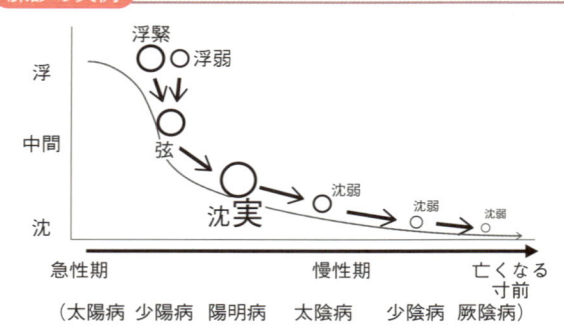

```
浮     浮緊
       ○○ 浮弱
       ↓↓
中間    ○
       弦
              ○
               沈実    ○ 沈弱
沈                          ○ 沈弱  ○ 沈弱
       →
    急性期           慢性期        亡くなる
                                   寸前
    （太陽病 少陽病 陽明病　太陰病　少陰病 厥陰病）
```

　脈診も複雑で最初は理解不能です．まず大雑把に把握しましょう．基本的に六病位(ろくびょうい)が決まると，図のように脈診の概略が理解できます．法則を理解して，そして例外を覚えれば簡単です．時間経過である太陽病(たいようびょう)から厥陰病(けっちんびょう)の横軸と脈の触れる深度を縦軸にします．浮とは皮膚の表面に脈が触れることで，皮膚にちょっと触るだけで脈を触れます．沈とは皮膚から深いところで脈が触れることです．少し触診の指を押し込まないと触れないイメージです．脈の大きさ（断面積）は○で示しています．

大塚敬節先生の言葉

　大塚敬節先生は，脈診について「鍼灸師ではないので，わしもよくわからんでなー」と言われたそうです．漢方の大家になっても，脈診が完璧になれないのであれば，法則で概略を理解し，その後例外を知り，そして処方選択の知恵となるように応用すればいいと思っています．

掲載古典

　漢方の原典がどれかということです．実はこれも難しいのです．印刷製本技術が進歩した宋の時代以降は，書籍として残っているので，記録を追うことができます．ところが宋以前は，書籍は手で写していました．当然に間違いや，その後の時代の加筆・訂正などが加わります．

　傷寒論も僕は以前は当然本だと思っていましたが，実はよくわからないのです．つまりオリジナルはこの世にありません．オリジナルはなく，その後に写したものが残っています．オリジナルは1800年以上前です．紙は普及していません．そこで竹を割って，そして糸でつないで，板状になり，そこに漆で記載したそうです．漆であれば水がかかっても消えません．墨は水で流されます．そんな板状のものを竹簡といい，収納するときは丸めたのです．ですから，いまでも「巻」といいますね．その名残だそうです．

　いつの時代か，保存されている傷寒論の原典が出てこないでしょうか．その後のものと，つまり僕たちが本物と同じと思っているものと，どの程度同じか，結構違うのか，僕は知りたいのです．へそ曲がりですから．

　広義の傷寒論は，狭義の傷寒論と金匱要略に分かれます．狭義の傷寒論は急性発熱性疾患を扱ったもので，金匱要略はその他の病気で，雑病と呼ばれます．傷寒論と金匱要略にある処方を古方といい，その後の

処方を後世方といいます．

　傷寒論と金匱要略は3世紀に，著者は張仲景（150 ? -215）によるものといわれています．

　後に出てくる年表もアバウトに見て下さい．詳細をみても面白くありません．まず傷寒論と金匱要略に60処方もあります．128処方の世界で考えるのが今回の本の趣旨です．無限の海を泳いではダメですよ．今日使用されている保険適応漢方エキス剤の約半数が1800年以上前のものというのは驚きですね．

　体力気力を改善する参耆剤10種類はすべて後世方の漢方薬です．傷寒論の時代はそんな意味合いでは建中湯類を使用したと思われます．

　和剤局方は1107年のもので，ここから15処方，そして万病回春は1587年の出版されたもので，ここからも15処方が登場します．

　日本でできたものは，曲直瀬道三，香川修庵，吉益東洞，原南陽，華岡青洲，浅田宗伯，森堂泊，大塚敬節などの名前でわかります．浅田宗伯（1815-1894）が書いた勿誤薬室方函口訣に記載がない漢方薬は，江戸末期に使用されていなかったものと推測されます．葛根湯加川芎辛夷❷も最近できたものですね．一番新しい漢方薬は大塚敬節先生が作った七物降下湯㊻です．

　傷寒論の処方に極めて重きを置く流派を古方と呼びます．そして傷寒論より新しい処方を使う流派を後世方といいます．後世方が江戸時代に広まり，それに対する復古主義で，古方が唱えられました．つまり古方

の方が後世方よりも新しいのです．そして良きものは良いので何でも利用しようというのが折衷派です．大塚敬節先生も古方から漢方を学び始め，結局折衷派になったと思っています．僕たち漢方好きな西洋医も，漢方を補助輪として利用する折衷派ともいえます．

　漢方薬は生薬の足し算の結晶です．西洋薬が開発されて100年以上の歴史となりました．そろそろ漢方薬と西洋薬の足し算の結晶が登場してもよさそうですね．栽培技術も進歩し，甘草（かんぞう）は水耕栽培も可能になりました．新しい時代を見据えて，新しい技術も入れて，漢方は進歩してもらいたいと，この年表を見て，悠久の歴史を感じながら，新しい変革に期待しています．

アバウトという根拠

　尾台榕堂（1799-1870）の類聚方広義には，炙甘草湯（しゃかんぞうとう）㉞，当帰四逆加呉茱萸生姜湯（とうきしぎゃくかごしゅゆしょうきょうとう）㊳，四逆散（しぎゃくさん）㉟，当帰建中湯（とうきけんちゅうとう）㉌は傷寒論ではないと書いてあります．その頭注に，「以下の諸方は，疑うらくは仲景の方に非ず．然れども之を用いて効を得ること少なからず．故に今之を収録す．」つまり，傷寒論が原典と思われているものでも，江戸時代の名医が異論を唱えています．ですからわれわれはアバウトに考えましょう．

古方

【傷寒論　金匱要略 3 世紀　張 仲景（150 ?～ 219)】（60 処方）

葛根湯（かっこんとう）1　八味地黄丸（はちみじおうがん）7　大柴胡湯（だいさいことう）8　小柴胡湯（しょうさいことう）9
柴胡桂枝湯（さいこけいしとう）10　柴胡桂枝乾姜湯（さいこけいしかんきょうとう）11　柴胡加竜骨牡蛎湯（さいこかりゅうこつぼれいとう）12
半夏瀉心湯（はんげしゃしんとう）14　半夏厚朴湯（はんげこうぼくとう）16　五苓散（ごれいさん）17　小青竜湯（しょうせいりゅうとう）19
防已黄耆湯（ぼういおうぎとう）20　小半夏加茯苓湯（しょうはんげかぶくりょうとう）21　当帰芍薬散（とうきしゃくやくさん）23
桂枝茯苓丸（けいしぶくりょうがん）25　桂枝加竜骨牡蛎湯（けいしかりゅうこつぼれいとう）26　麻黄湯（まおうとう）27
越婢加朮湯（えっぴかじゅつとう）28　麦門冬湯（ばくもんどうとう）29　真武湯（しんぶとう）30　呉茱萸湯（ごしゅゆとう）31
人参湯（にんじんとう）32　大黄牡丹皮湯（だいおうぼたんぴとう）33　白虎加人参湯（びゃっこかにんじんとう）34　四逆散（しぎゃくさん）35
木防已湯（もくぼういとう）36　当帰四逆加呉茱萸生姜湯（とうきしぎゃくかごしゅゆしょうきょうとう）38　苓桂朮甘湯（りょうけいじゅつかんとう）39
猪苓湯（ちょれいとう）40　桂枝湯（けいしとう）45　麻杏甘石湯（まきょうかんせきとう）55　桂枝加芍薬湯（けいしかしゃくやくとう）60
桃核承気湯（とうかくじょうきとう）61　炙甘草湯（しゃかんぞうとう）64　芍薬甘草湯（しゃくやくかんぞうとう）68　茯苓飲（ぶくりょういん）69
甘麦大棗湯（かんばくたいそうとう）72　調胃承気湯（ちょういじょうきとう）74　芎帰膠艾湯（きゅうききょうがいとう）77
麻杏薏甘湯（まきょうよくかんとう）78　桂枝人参湯（けいしにんじんとう）82　大黄甘草湯（だいおうかんぞうとう）84
黄耆建中湯（おうぎけんちゅうとう）98　小建中湯（しょうけんちゅうとう）99　大建中湯（だいけんちゅうとう）100　酸棗仁湯（さんそうにんとう）103
温経湯（うんけいとう）106　三黄瀉心湯（さんおうしゃしんとう）113　茵陳五苓散（いんちんごれいさん）117　苓姜朮甘湯（りょうきょうじゅつかんとう）118
苓甘姜味辛夏仁湯（りょうかんきょうみしんげにんとう）119　黄連湯（おうれんとう）120　三物黄芩湯（さんもつおうごんとう）121
当帰建中湯（とうきけんちゅうとう）123　麻子仁丸（ましにんがん）126　麻黄附子細辛湯（まおうぶしさいしんとう）127
大承気湯（だいじょうきとう）133　桂枝加芍薬大黄湯（けいしかしゃくやくだいおうとう）134　茵蔯蒿湯（いんちんこうとう）135　桔梗湯（ききょうとう）138
桂枝茯苓丸加薏苡仁（けいしぶくりょうがんかよくいにん）125

後世方

【千金方 652　孫思邈（581 ?～ 682)】

当帰湯（とうきとう）102

【外台秘要 752　王燾】

黄連解毒湯（おうれんげどくとう）15　神秘湯（しんぴとう）85

【和剤局方 1107　陳師文】（15 処方）

安中散（あんちゅうさん）5　十全大補湯（じゅうぜんたいほとう）48　五淋散（ごりんさん）56　参蘇飲（じんそいん）66
香蘇散（こうそさん）70　四物湯（しもつとう）71　四君子湯（しくんしとう）75　二陳湯（にちんとう）8
人参養栄湯（にんじんようえいとう）108　清心蓮子飲（せいしんれんしいん）111　川芎茶調散（せんきゅうちゃちょうさん）124　五積散（ごしゃくさん）63
平胃散（へいいさん）79　大防風湯（だいぼうふうとう）97　加味逍遙散（かみしょうようさん）24

【小児薬証直訣 1107】

六味丸(ろくみがん) (87)

【本事方 1132　許叔微（1079 ～ 1154）】

釣藤散(ちょうとうさん) (47)

【宣明論 1172 劉完素（1120 ～ 1200）】

防風通聖散(ぼうふうつうしょうさん) (62)

【脾胃論 1247　李東垣（1180 ～ 1251）】

半夏白朮天麻湯(はんげびゃくじゅつてんまとう) (37)

【内外傷弁惑論 1247　李東垣（1180 ～ 1251）】

補中益気湯(ほちゅうえっきとう) (41)

【済生方　1253 厳用和】（3 処方）

帰脾湯(きひとう) (65)　当帰飲子(とうきいんし) (86)　牛車腎気丸(ごしゃじんきがん) (107)

【得効方　1337 危亦林】

柴苓湯(さいれいとう) (114)

【薛氏十六種 1529 薛已】

竜胆瀉肝湯(りゅうたんしゃかんとう) (76)

【保嬰撮要　1555 薛鎧 】

抑肝散(よくかんさん) (54)

【医学六要　1585 明代 張三錫】

清暑益気湯(せいしょえっきとう) (136)

【万病回春 1587　龔廷賢】（15 処方）

六君子湯(りっくんしとう) (43)　潤腸湯(じゅんちょうとう) (51)　疎経活血湯(そけいかっけつとう) (53)　温清飲(うんせいいん) (57)
清上防風湯(せいじょうぼうふうとう) (58)　二朮湯(にじゅつとう) (88)　清肺湯(せいはいとう) (90)　滋陰至宝湯(じいんしほうとう) (92)
五虎湯(ごことう) (95)　升麻葛根湯(しょうまかっこんとう) (101)　通導散(つうどうさん) (105)　胃苓湯(いれいとう) (115)
啓脾湯(けいひとう) (128)　滋陰降火湯(じいんこうかとう) (93)　竹茹温胆湯(ちくじょうんたんとう) (91)

【済世全書　1616 龔廷賢】

加味帰脾湯(かみきひとう) (137)

【内科摘要】

加味帰脾湯(かみきひとう) (137)

【外科正宗 1617　陳実功（1555 ～ 1635）】

消風散㉒　辛夷清肺湯(104)

【明医指掌　1622 皇甫中】

薏苡仁湯(52)

【衆方規矩 曲直瀬道三（1507 ～ 1594）】

立効散(110)

【香川修庵（1683 ～ 1755）】

治打撲一方(89)

【吉益東洞（1702 ～ 1773）】

桂枝加朮附湯⑱

【原南陽（1752 ～ 1820）】

乙字湯③

【華岡青洲（1760 ～ 1835）】

十味敗毒湯⑥

【浅田宗伯（1815 ～ 1894）】

女神散(67)　神秘湯(85)

【勿誤薬室方函口訣にあり】

治頭瘡一方(59)　柴陥湯(73)　排膿散及湯(122)

（排膿散は金匱要略，排膿湯は山脇東洋）

【勿誤薬室方函口訣になし】

葛根湯加川芎辛夷②　抑肝散加陳皮半夏(83)　柴朴湯(96)

小柴胡湯加桔梗石膏(109)　猪苓湯合四物湯(112)

茯苓飲合半夏厚朴湯(116)　桂枝茯苓丸加薏苡仁(125)

【森道伯（1867 ～ 1931）】一貫堂

荊芥連翹湯(50)　柴胡清肝湯(80)

【大塚敬節（1900 ～ 1980）】

七物降下湯㊻

［ツムラ医療用漢方製剤，2008 を一部参考に作成］

88002-183 JCOPY

僕の調べた範囲では

- 六君子湯❹③の原典は不明．浅田宗伯は和剤局方としているが記載なし．ツムラの使用法は万病回春に準じている．
- 加味逍遙散❷④は女科撮要（1548年），逍遙散は和剤局方に記載あり．
- 排膿散は金匱要略に，排膿湯は山脇東洋によって記載された．
- 竹筎温胆湯❾①・滋陰降火湯❾③は寿世保元により，五積散❻③は蘇沈内翰良方により記載された．
- 大防風湯❾⑦は是斎百一選方，当帰湯⓴②は備急千金要方，半夏白朮天麻湯❸⑦は東垣試効方，平胃散❼⑨は簡要済衆方に記載あり．
- 帰脾湯❻⑤に柴胡・山梔子を加えるのは内科摘要の記載から始まった（勿誤薬室方函口訣）．

おまけとあそび

徒々なるままに

因果を求める患者には五臓理論を語る

「肝と脾が虚してますね」
「腎虚ですね」
と言うこともある．因果を求められると．

　木火土金水は昔の中国が大好きな五行説です．五行説はすべてを5つにわけて考えようとしました．臓器に関しては，それぞれ肝心脾肺腎に対応します．臓器といっても今の西洋医学の臓器ではありません．ある意味，アバウトな，架空の臓器です．五臓理論が僕には合わない理由は，仮想病理概念から仮想病理概念を導き出しているので，意味がわからないのです．もちろん，漢方は相関の世界ですから，自分なりの，使いやすい相関を導き出す方法が五臓であれば，まったく文句を言う立場にはありません．僕には使いにくいというだけのことです．

　漢方を教えて頂いている松田邦夫先生も五臓の話はされません．また松田先生が内弟子として学んだ大塚敬節先生も，その4年間にはまったく五臓のお話はなかったそうです．僕は松田邦夫先生から学んだ知恵を，わかりやすく西洋医向けに流しているだけですので，僕の本の何処にも五臓理論から処方選択をすることはありません．

しかし，患者さんでも漢方に因果を求める人がいます．そんなときに五臓を持ち出すと偉そうに聞こえます．補中益気湯㊶，十全大補湯㊽のような参耆剤を出すようなときは「肝と脾が虚していますね」と言えば良いですし，八味地黄丸❼を出すようなときは「腎虚ですね」と言えば良いです．黄連解毒湯⓯を出すときは「邪実だから瀉しますか？」と言えば良いです．

漢方おたくの発言を！

　いわゆる自律神経失調症のような人を加味逍遙散㉔タイプだね．
　いもねいちゃんを桂枝茯苓丸㉕タイプだね．
　華奢な美人を当帰芍薬散㉓タイプだね．
　初老期になってくると，「僕も八味地黄丸❼タイプになってしまった」

業界用語もありますよ

　お寿司屋さんにいって，「しゃり」とか，「むらさき」とか，「おあいそう」というと，本当のお寿司屋さんは嫌がりますね．それは業界用語ですから，客としては，「お米」「お醤油」「お会計お願いします」と言えば良いですね．
　漢方にも業界用語はありますよ．医者同士で話すときなど，出てくることもありますので，参考までに載せました．漢方薬の略語みたいなもののみを．

麻黄附子細辛湯(127)	麻附細
柴胡桂枝乾姜湯⑪	柴胡桂姜湯 or 姜桂湯
当帰芍薬散㉓	当芍散
桂枝茯苓丸㉕	桂茯
八味地黄丸⑦	八味丸
加味逍遙散㉔	加味逍 or 丹梔逍遙散
半夏厚朴湯⑯	四七湯
女神散(67)	安栄湯
補中益気湯㊶	医王湯
芎帰膠艾湯(77)	膠艾湯
十全大補湯㊽	十補湯
治頭瘡一方(59)	大芎黄湯
人参湯㉜	理中湯
炙甘草湯(64)	復脈湯

説得力のない症例報告はしないように!

人は自分の立ち位置で話をします．ある疾患に，病態に，患者の不満に，西洋薬剤と漢方薬を同時に使用して治れば，西洋医は当然に「西洋薬が効いた」と主張します．当たり前です．漢方など効かないと思っているのですから．少なくとも10年以上前の僕はそうでした．一方で漢方医は，「漢方薬を併用したから効いた」と主張するかもしれません．

そんな症例報告が漢方の雑誌にも散見されます．人

を説得するための臨床報告です．漢方が好きになった方は，漢方が嫌いな西洋医を説得する症例報告をしてください．やり方は簡単です．いろいろ西洋医学的治療をして，そして漢方を使用したら良くなったというストーリーでいいのです．漢方と平行して新しい治療が同時に開始されていたのでは，まったく人は説得できません．

　そんな馬鹿にされるような症例報告をするぐらいなら，最初から「漢方はラムネだ」と思って使用した方が，よっぽどどましです．そういえば，それに反論する西洋医はまずいないでしょうから．

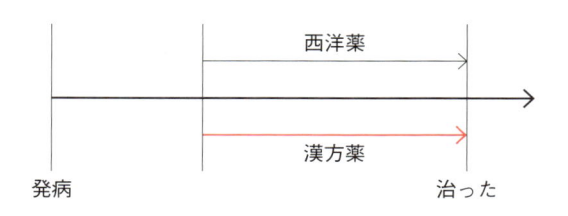

本当に漢方が効いたのか?

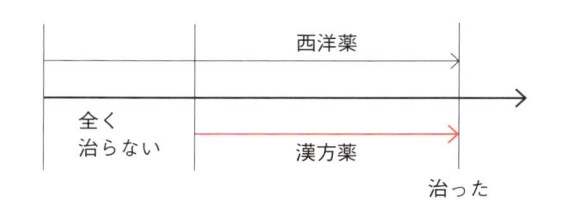

本当に漢方が効いたとわかる!

漢方薬の生薬構成

　漢方薬は生薬の足し算の結晶です．ですから生薬レベルに落とし込んで，生薬から漢方を理解すると胡散臭さが減ります．

　生薬は天然物です．今の生薬と1800年前の生薬が同じという保証は全くありません．日本に現存している昔の生薬は，正倉院の中にあります．鑑真和尚が中国から持ってきたと言われるものです．その生薬の成分は，現在のものとの違いは少ないそうです．僕には不思議に思えますが，そうなんですね．ワインのブドウは同じ種でも，畑や収穫年で異なります．生薬も産地や収穫年で相当の違いがあると僕は思っています．

　ところで，僕たち西洋医は，保険適応漢方エキス剤を使用します．それが有効かどうかが興味の対象で，昔の生薬や漢方薬は乱暴な言い方をすれば，ある意味どうでもいいのです．保険適応漢方エキス剤が今後も増えていくとは思えません．そうであれば，今あるものを最大限に使えば良いですね．今あるものは保険適応漢方エキス剤なのですから．

漢方薬	構成生薬	虚実*
葛根湯 ❶	葛根, 大棗, 麻黄, 甘草, 桂皮, 芍薬, 生姜	1.5
葛根湯加川芎辛夷 ❷	葛根, 大棗, 麻黄, 甘草, 桂皮, 芍薬, 辛夷, 川芎, 生姜	1.5
乙字湯 ❸	当帰, 柴胡, 黄芩, 甘草, 升麻, 大黄	1
安中散 ❺	桂皮, 延胡索, 牡蛎, 茴香, 甘草, 縮砂, 良姜	−0.5
十味敗毒湯 ❻	桔梗, 柴胡, 川芎, 茯苓, 独活, 防風, 甘草, 荊芥, 生姜, 樸樕	0
八味地黄丸 ❼	地黄, 山茱萸, 山薬, 沢瀉, 茯苓, 牡丹皮, 桂皮, 附子	−1.5
大柴胡湯 ❽	柴胡, 半夏, 黄芩, 芍薬, 大棗, 枳実, 生姜, 大黄	2
小柴胡湯 ❾	柴胡, 半夏, 黄芩, 大棗, 人参, 甘草, 生姜	0
柴胡桂枝湯 ❿	柴胡, 半夏, 黄芩, 甘草, 桂皮, 芍薬, 大棗, 人参, 生姜	−0.5
柴胡桂枝乾姜湯 ⓫	柴胡, 黄芩, 栝楼根, 桂皮, 牡蛎, 乾姜, 甘草	−0.5
柴胡加竜骨牡蛎湯 ⓬	柴胡, 半夏, 桂皮, 茯苓, 黄芩, 大棗, 人参, 牡蛎, 竜骨, 生姜	−0.5

*精密版虚実点数

漢方薬	構成生薬	虚実*
半夏瀉心湯 ⑭	半夏, 黄芩, 乾姜, 甘草, 大棗, 人参, 黄連	0
黄連解毒湯 ⑮	黄芩, 黄連, 山梔子, 黄柏	2
半夏厚朴湯 ⑯	半夏, 茯苓, 厚朴, 蘇葉, 生姜	0
五苓散 ⑰	沢瀉, 蒼朮, 猪苓, 茯苓, 桂皮	−0.5
桂枝加朮附湯 ⑱	桂皮, 芍薬, 蒼朮, 大棗, 甘草, 生姜, 附子	−1.5
小青竜湯 ⑲	半夏, 乾姜, 甘草, 桂皮, 五味子, 細辛, 芍薬, 麻黄	0.5
防已黄耆湯 ⑳	黄耆, 防已, 蒼朮, 大棗, 甘草, 生姜	−1
小半夏加茯苓湯 ㉑	半夏, 茯苓, 生姜	0
消風散 ㉒	石膏, 地黄, 当帰, 牛蒡子, 蒼朮, 防風, 木通, 知母, 甘草, 苦参, 荊芥, 胡麻, 蝉退	0
当帰芍薬散 ㉓	芍薬, 蒼朮, 沢瀉, 茯苓, 川芎, 当帰	−1
加味逍遙散 ㉔	柴胡, 芍薬, 蒼朮, 当帰, 茯苓, 山梔子, 牡丹皮, 甘草, 生姜, 薄荷	−1
桂枝茯苓丸 ㉕	桂皮, 芍薬, 桃仁, 茯苓, 牡丹皮	0.5

146

漢方薬	構成生薬	虚実*
桂枝加竜骨牡蛎湯 ㉖	桂皮, 芍薬, 大棗, 牡蛎, 竜骨, 甘草, 生姜	−0.5
麻黄湯 ㉗	杏仁, 麻黄, 桂皮, 甘草	1.5
越婢加朮湯 ㉘	石膏, 麻黄, 蒼朮, 大棗, 甘草, 生姜	3
麦門冬湯 ㉙	麦門冬, 半夏, 大棗, 甘草, 人参, 粳米	−1
真武湯 ㉚	茯苓, 芍薬, 蒼朮, 生姜, 附子	−1
呉茱萸湯 ㉛	大棗, 呉茱萸, 人参, 生姜	−1
人参湯 ㉜	乾姜, 甘草, 蒼朮, 人参	−2
大黄牡丹皮湯 ㉝	冬瓜子, 桃仁, 牡丹皮, 大黄, 芒硝	3
白虎加人参湯 ㉞	石膏, 知母, 甘草, 人参, 粳米	0
四逆散 ㉟	柴胡, 芍薬, 枳実, 甘草	0
木防已湯 ㊱	石膏, 防已, 桂皮, 人参	−0.5
半夏白朮天麻湯 ㊲	陳皮, 半夏, 白朮, 茯苓, 天麻, 黄耆, 沢瀉, 人参, 黄柏, 乾姜, 生姜, 麦芽	−3
当帰四逆加呉茱萸生姜湯 ㊳	大棗, 桂皮, 芍薬, 当帰, 木通, 甘草, 呉茱萸, 細辛, 生姜	−1.5
苓桂朮甘湯 ㊴	茯苓, 桂皮, 蒼朮, 甘草	−0.5

漢方薬	構成生薬	虚実*
猪苓湯㊵	沢瀉, 猪苓, 茯苓, 阿膠, 滑石	0
補中益気湯㊶	黄耆, 蒼朮, 人参, 当帰, 柴胡, 大棗, 陳皮, 甘草, 升麻, 生姜	−3
六君子湯㊸	蒼朮, 人参, 半夏, 茯苓, 大棗, 陳皮, 甘草, 生姜	−1
桂枝湯㊺	桂皮, 芍薬, 大棗, 甘草, 生姜	−0.5
七物降下湯㊻	芍薬, 当帰, 黄耆, 地黄, 川芎, 釣藤鈎, 黄柏	−2
釣藤散㊼	石膏, 釣藤鈎, 陳皮, 麦門冬, 半夏, 茯苓, 菊花, 人参, 防風, 甘草, 生姜	0
十全大補湯㊽	黄耆, 桂皮, 地黄, 芍薬, 川芎, 蒼朮, 当帰, 人参, 茯苓, 甘草	−3.5
荊芥連翹湯㊿	黄芩, 黄柏, 黄連, 桔梗, 枳実, 荊芥, 柴胡, 山梔子, 地黄, 芍薬, 川芎, 当帰, 薄荷, 白芷, 防風, 連翹, 甘草	1
潤腸湯51	地黄, 当帰, 黄芩, 枳実, 杏仁, 厚朴, 大黄, 桃仁, 麻子仁, 甘草	2

漢方薬	構成生薬	虚実*
薏苡仁湯 52	薏苡仁, 蒼朮, 当帰, 麻黄, 桂皮, 芍薬, 甘草	0.5
疎経活血湯 53	芍薬, 地黄, 川芎, 蒼朮, 当帰, 桃仁, 茯苓, 威霊仙, 羌活, 牛膝, 陳皮, 防已, 防風, 竜胆, 甘草, 白芷, 生姜	0
抑肝散 54	蒼朮, 茯苓, 川芎, 釣藤鈎, 当帰, 柴胡, 甘草	−1
麻杏甘石湯 55	石膏, 杏仁, 麻黄, 甘草	3
五淋散 56	茯苓, 黄芩, 甘草, 地黄, 車前子, 沢瀉, 当帰, 木通, 山梔子, 芍薬, 滑石	0
温清飲 57	地黄, 芍薬, 川芎, 当帰, 黄芩, 黄柏, 黄連, 山梔子	1
清上防風湯 58	黄芩, 桔梗, 山梔子, 川芎, 浜防風, 白芷, 連翹, 黄連, 甘草, 枳実, 荊芥, 薄荷	2
治頭瘡一方 59	川芎, 蒼朮, 連翹, 忍冬, 防風, 甘草, 荊芥, 紅花, 大黄	1
桂枝加芍薬湯 60	芍薬, 桂皮, 大棗, 甘草, 生姜	−0.5
桃核承気湯 61	桃仁, 桂皮, 大黄, 甘草, 芒硝	2.5

漢方薬	構成生薬	虚実*
防風通聖散(62)	黄芩，甘草，桔梗，石膏，白朮，大黄，荊芥，山梔子，芍薬，川芎，当帰，薄荷，防風，麻黄，連翹，生姜，滑石，芒硝	5
五積散(63)	蒼朮，陳皮，当帰，半夏，茯苓，甘草，桔梗，枳実，桂皮，厚朴，芍薬，生姜，川芎，大棗，白芷，麻黄	0.5
炙甘草湯(64)	地黄，麦門冬，桂皮，大棗，人参，麻子仁，生姜，炙甘草，阿膠	−1.5
帰脾湯(65)	黄耆，酸棗仁，人参，白朮，茯苓，遠志，大棗，当帰，甘草，生姜，木香，竜眼肉	−3
参蘇飲(66)	半夏，茯苓，葛根，桔梗，前胡，陳皮，大棗，人参，甘草，枳実，蘇葉，生姜	−1
女神散(67)	香附子，川芎，蒼朮，当帰，黄芩，桂皮，人参，檳榔子，黄連，甘草，丁子，木香	−0.5
芍薬甘草湯(68)	甘草，芍薬	0
茯苓飲(69)	茯苓，蒼朮，陳皮，人参，枳実，生姜	−1
香蘇散(70)	香附子，蘇葉，陳皮，甘草，生姜	0

漢方薬	構成生薬	虚実*
四物湯 ⓐ	地黄, 芍薬, 川芎, 当帰	−1
甘麦大棗湯 ⓐ	大棗, 甘草, 小麦	0
柴陥湯 ⓐ	柴胡, 半夏, 黄芩, 大棗, 人参, 黄連, 甘草, 生姜, 栝楼仁	1
調胃承気湯 ⓐ	大黄, 甘草, 芒硝	2
四君子湯 ⓐ	蒼朮, 人参, 茯苓, 甘草, 生姜, 大棗	−1
竜胆瀉肝湯 ⓐ	地黄, 当帰, 木通, 黄芩, 車前子, 沢瀉, 甘草, 山梔子, 竜胆	0
芎帰膠艾湯 ⓐ	地黄, 芍薬, 当帰, 甘草, 川芎, 阿膠, 艾葉	−1
麻杏薏甘湯 ⓐ	薏苡仁, 麻黄, 杏仁, 甘草	2
平胃散 ⓐ	蒼朮, 厚朴, 陳皮, 大棗, 甘草, 生姜	0
柴胡清肝湯 ⓐ	柴胡, 黄芩, 黄柏, 黄連, 栝楼根, 甘草, 桔梗, 牛蒡子, 山梔子, 地黄, 芍薬, 川芎, 当帰, 薄荷, 連翹	1
二陳湯 ⓐ	半夏, 茯苓, 陳皮, 甘草, 生姜	0
桂枝人参湯 ⓐ	桂皮, 甘草, 蒼朮, 人参, 乾姜	−2.5

漢方薬	構成生薬	虚実*
抑肝散加陳皮半夏 ❽	半夏, 蒼朮, 茯苓, 川芎, 釣藤鈎, 陳皮, 当帰, 柴胡, 甘草	−1
大黄甘草湯 ❽	大黄, 甘草	1
神秘湯 ❽	麻黄, 杏仁, 厚朴, 陳皮, 甘草, 柴胡, 蘇葉	2
当帰飲子 ❽	当帰, 地黄, 蒺藜子, 芍薬, 川芎, 防風, 何首烏, 黄耆, 荊芥, 甘草	−2
六味丸 ❽	地黄, 山茱萸, 山薬, 沢瀉, 茯苓, 牡丹皮	0
二朮湯 ❽	半夏, 蒼朮, 威霊仙, 黄芩, 香附子, 陳皮, 白朮, 茯苓, 甘草, 生姜, 天南星, 和羌活	1
治打撲一方 ❽	桂皮, 川芎, 川骨, 甘草, 大黄, 丁子, 樸樕	0.5
清肺湯 ❾	当帰, 麦門冬, 茯苓, 黄芩, 桔梗, 杏仁, 山梔子, 桑白皮, 大棗, 陳皮, 天門冬, 貝母, 甘草, 五味子, 生姜, 竹茹	0
竹茹温胆湯 ❾	半夏, 柴胡, 麦門冬, 茯苓, 桔梗, 枳実, 香附子, 陳皮, 黄連, 甘草, 生姜, 人参, 竹茹	0

漢方薬	構成生薬	虚実*
滋陰至宝湯 92	香附子, 柴胡, 地骨皮, 芍薬, 知母, 陳皮, 当帰, 麦門冬, 白朮, 茯苓, 貝母, 甘草, 薄荷	−1
滋陰降火湯 93	蒼朮, 地黄, 芍薬, 陳皮, 天門冬, 当帰, 麦門冬, 黄柏, 甘草, 知母	−1
五虎湯 95	石膏, 杏仁, 麻黄, 桑白皮, 甘草	3
柴朴湯 96	柴胡, 半夏, 茯苓, 黄芩, 厚朴, 大棗, 人参, 甘草, 蘇葉, 生姜	0
大防風湯 97	黄耆, 地黄, 芍薬, 蒼朮, 当帰, 杜仲, 防風, 川芎, 甘草, 羌活, 牛膝, 大棗, 人参, 乾姜, 附子	−5
黄耆建中湯 98	芍薬, 黄耆, 桂皮, 大棗, 甘草, 生姜, 膠飴	−2.5
小建中湯 99	芍薬, 桂皮, 大棗, 甘草, 生姜, 膠飴	−1.5
大建中湯 100	乾姜, 人参, 山椒, 膠飴	−3
升麻葛根湯 101	葛根, 芍薬, 升麻, 甘草, 生姜	0
当帰湯 102	当帰, 半夏, 桂皮, 厚朴, 芍薬, 人参, 黄耆, 乾姜, 山椒, 甘草	−4.5

漢方薬	構成生薬	虚実*
酸棗仁湯⑩	酸棗仁，茯苓，川芎，知母，甘草	0
辛夷清肺湯⑩	石膏，麦門冬，黄芩，山梔子，知母，百合，辛夷，枇杷葉，升麻	2
通導散⑩	枳実，大黄，当帰，甘草，紅花，厚朴，蘇木，陳皮，木通，芒硝	1
温経湯⑩	麦門冬，半夏，当帰，甘草，桂皮，芍薬，川芎，人参，牡丹皮，呉茱萸，生姜，阿膠	−2.5
牛車腎気丸⑩	地黄，牛膝，山茱萸，山薬，車前子，沢瀉，茯苓，牡丹皮，桂皮，附子	−1.5
人参養栄湯⑩	地黄，当帰，白朮，茯苓，人参，桂皮，遠志，芍薬，陳皮，黄耆，甘草，五味子	−3.5
小柴胡湯加桔梗石膏⑩	石膏，柴胡，半夏，黄芩，桔梗，大棗，人参，甘草，生姜	1
立効散⑩	細辛，升麻，防風，甘草，竜胆	0
清心蓮子飲⑪	麦門冬，茯苓，蓮肉，黄芩，車前子，人参，黄耆，地骨皮，甘草	−1

漢方薬	構成生薬	虚実*
猪苓湯合四物湯⑫	地黄, 芍薬, 川芎, 沢瀉, 猪苓, 当帰, 茯苓, 阿膠, 滑石	−1
三黄瀉心湯⑬	黄芩, 黄連, 大黄	3
柴苓湯⑭	柴胡, 沢瀉, 半夏, 黄芩, 蒼朮, 大棗, 猪苓, 人参, 茯苓, 甘草, 桂皮, 生姜	−0.5
胃苓湯⑮	厚朴, 蒼朮, 沢瀉, 猪苓, 陳皮, 白朮, 茯苓, 桂皮, 生姜, 大棗, 甘草	−0.5
茯苓飲合半夏厚朴湯⑯	半夏, 茯苓, 蒼朮, 厚朴, 陳皮, 人参, 蘇葉, 枳実, 生姜	−1
茵蔯五苓散⑰	沢瀉, 蒼朮, 猪苓, 茯苓, 茵陳蒿, 桂皮	−0.5
苓姜朮甘湯⑱	茯苓, 乾姜, 白朮, 甘草	−1
苓甘姜味辛夏仁湯⑲	杏仁, 半夏, 茯苓, 五味子, 乾姜, 甘草, 細辛	−1
黄連湯⑳	半夏, 黄連, 乾姜, 甘草, 桂皮, 大棗, 人参	−1.5
三物黄芩湯㉑	地黄, 黄芩, 苦参	1
排膿散及湯㉒	桔梗, 甘草, 枳実, 芍薬, 大棗, 生姜	0
当帰建中湯㉓	芍薬, 桂皮, 大棗, 当帰, 甘草, 生姜	−1.5

漢方薬	構成生薬	虚実*
川芎茶調散㉔	香附子, 川芎, 羌活, 荊芥, 薄荷, 白芷, 防風, 甘草, 茶葉	0
桂枝茯苓丸加薏苡仁㉕	薏苡仁, 桂皮, 芍薬, 桃仁, 茯苓, 牡丹皮	0.5
麻子仁丸㉖	麻子仁, 大黄, 枳実, 杏仁, 厚朴, 芍薬	1
麻黄附子細辛湯㉗	麻黄, 細辛, 附子	1
啓脾湯㉘	蒼朮, 茯苓, 山薬, 人参, 蓮肉, 山楂子, 沢瀉, 陳皮, 甘草	−1
大承気湯㉝	厚朴, 枳実, 大黄, 芒硝	2
桂枝加芍薬大黄湯㉞	芍薬, 桂皮, 大棗, 甘草, 大黄, 生姜	0.5
茵蔯蒿湯㉟	茵蔯蒿, 山梔子, 大黄	1
清暑益気湯㊱	蒼朮, 人参, 麦門冬, 黄耆, 陳皮, 当帰, 黄柏, 甘草, 五味子	−3
加味帰脾湯㊲	黄耆, 柴胡, 酸棗仁, 蒼朮, 人参, 茯苓, 遠志, 山梔子, 大棗, 当帰, 甘草, 生姜, 木香, 竜眼肉	−3
桔梗湯㊳	甘草, 桔梗	0
紫雲膏㊾	ゴマ油, 紫根, 当帰, 白蠟, 豚脂	

清水藤太郎先生の言葉

　漢方薬は動植鉱物界から得た生薬であるが，その名称と実際の動植物学上から見た名実とは必ずしも一致しない物が多い．漢方薬は中国から来た漢名と，日本名（和名）があり，日本で作った漢字名（川骨）があり，漢方にも和名に常用される別名（異名）がある．中国においては漢時代から，晋唐宋，金元明清と一千数百年を経過する間に，名と実が混乱し，各地において別名が生じ，別名が正名となり，代用品が真正品となり，真正品が代用品となり，これを受けてわが国においても漢名，和名，これに応ずる原植物も変更され，名と実を確認することが甚だ困難なものとなった．従って今日本で使用する，又は中国で使用するからといって，それが正真の漢方薬なりや否やが疑問となっているものがなかなか多い．

（清水藤太郎：薬局の漢方，南山堂，2p，1963 より引用）

あとがき

　やっと書けました．生薬という現実から，漢方の胡散臭いと思われる世界を推論する方法です．僕が自分のためにやりたかったことです．漢方の経験が長ければ，自然とこのような考え方が頭に入ります．でもそれを最初から理路整然と提示すれば，わかりやすくなります．せっかく漢方に興味を持ったのに，嫌いになる先生方が減ると思っています．そんな本ができました．

　こんな方法があるということで，まだ進化の途中です．また皆さんも自分なりの法則を書き加えて，または全く新しい法則を導けば良いのです．

　僕たち西洋医は，忙しい臨床の中で，漢方の魅力に憑かれ，そして漢方の良さが患者さんに反映されればそれでいいのです．

　因果はいりません．漢方は相関の世界で必要十分です．因果を追うことは西洋医学の研究者の姿勢です．臨床医も因果の追究はほどほどでいいと思っています．目の前の患者が治れば，相関の世界に頼るのも悪くない方法です．考え方のパラダイムシフトです．因果を求めず相関を楽しみましょう．これがこの本の根底にある考え方です．

　いつも，いつもお世話になっている須藤孝仁氏，新興医学出版社の林峰子社長に深謝申し上げます．

2014 年 5 月吉日

新見正則

参考文献

1) 斎藤栄一郎 訳:ビッグデータの正体 情報の産業革命が世界のすべてを変える.講談社,2013
2) Mitchell M. Waldrop,田中三彦,遠山峻征:複雑系―科学革命の震源地・サンタフェ研究所の天才たち.新潮社,2000
3) 水谷 淳 訳:歴史は「べき乗則」で動く.早川書房,2009
4) 池谷裕二:単純な脳,複雑な「私」.講談社,2013
5) Thomas Gilovich:How We Know What Isn't So. Free Press, 1993
6) 松田邦夫,稲木一元:臨床医のための漢方[基礎編].カレントテラピー,1987.
7) 大塚敬節:大塚敬節著作集 第1巻~第8巻 別冊.春陽堂,1980-1982.
8) 大塚敬節,矢数道明,清水藤太郎:漢方診療医典.南山堂,1969.
9) 大塚敬節:症候による漢方治療の実際.南山堂,1963.
10) 稲木一元,松田邦夫:ファーストチョイスの漢方薬.南山堂,2006.
11) 大塚敬節:漢方の特質.創元社,1971.
12) 大塚敬節:漢方と民間薬百科.主婦の友社,1966.
13) 大塚敬節:東洋医学とともに.創元社,1960.
14) 大塚敬節:漢方ひとすじ:五十年の治療体験から.日本経済新聞社,1976.
15) 松田邦夫:症例による漢方治療の実際.創元社,1992.
16) 日本医師会 編:漢方治療のABC.日本医師会雑誌臨増108(5),1992.
17) 大塚敬節:歌集杏林集.香蘭詩社,1940.
18) 三潴忠道:はじめての漢方診療十五話.医学書院,2005.
19) 花輪壽彦:漢方診療のレッスン.金原出版,1995.
20) 松田邦夫:巻頭言:私の漢方治療.漢方と最新治療 13

(1)：2-4，世論時報社，2004.
21) 新見正則：本当に明日から使える漢方薬．新興医学出版社，2010.
22) 新見正則：西洋医がすすめる漢方．新潮社，2010.
23) 新見正則：プライマリケアのための血管疾患のはなし漢方診療も含めて．メディカルレビュー社，2010.
24) 新見正則：フローチャート漢方薬治療．新興医学出版社，2011.
25) 新見正則：じゃぁ，死にますか？ リラックス外来トーク術．新興医学出版社，2011.
26) 新見正則：簡単モダン・カンポウ．新興医学出版社，2011
27) 新見正則：じゃぁ，そろそろ運動しませんか？ 新興医学出版社，2011.
28) 新見正則：iPhone アプリ「フローチャート漢方薬治療」
29) 新見正則：じゃぁ，そろそろ減量しませんか？ 新興医学出版社，2012.
30) 新見正則：鉄則モダン・カンポウ．新興医学出版社，2012.
31) 松田邦夫・新見正則：西洋医を志す君たちに贈る漢方講義．新興医学出版社，2012.
32) 新見正則：実践ちょいたし漢方．日本医事新報 4683(1)，2014.
33) 新見正則：症例モダン・カンポウ．新興医学出版社，2012.
34) 新見正則：飛訳モダン・カンポウ．新興医学出版社，2013.
35) 新見正則：患者必読医者の僕がやっとわかったこと．朝日新聞出版，2014
36) 新見正則：フローチャート漢方薬治療 2．新興医学出版社，2014.

索　引

あ

亜急性期　63
浅田宗伯　132
安中散❺　115
イグノーベル賞　22
依存症　29, 32
遺伝子工学　19
イワシの群れ　19
因果　14
因果関係　16
印刷製本技術　131
インスタントコーヒー　53
茵蔯蒿　50, 112, 127
インフルエンザ　16
インフルトレンド　17
漆　131
温清飲❺　64
疫学　15
黄耆　68, 112
黄芩　83, 88
黄苔　125
黄連　83, 88, 103
黄連解毒湯⓯　64, 141
黄連湯⓬　88
大塚敬節　37, 87, 132, 140
瘀血
　　　61, 69, 93, 99, 103, 104

尾台榕堂　133
温　87
温性駆瘀血剤　60, 123

か

外傷　14
会話の道具　26
仮想病理概念　23, 140
葛根湯❶　39, 42
滑石　127
下腹部　96
加味逍遙散㉔　38, 141
がん　14
寒　87
鑑真和尚　144
感染症　14
甘草　35, 65, 72, 76, 95
甘草湯　108
漢方理論　23
気うつ　61, 72, 103
気逆　103
気虚　61, 103
桔梗　68, 127
気血水　99
気剤　60, 72
偽薬　33
急性発熱性疾患　39
胸脇苦満　94

杏仁　68
虚証　82
金匱要略　131
筋肉質　82
空気感染　15
グーグル　16
駆瘀血剤　60, 69, 104, 123
駆水剤　68, 100
クリック　19
桂枝加芍薬湯❻　111
桂枝湯㊺　111, 128
桂枝湯㊺類　71, 60
桂枝茯苓丸㉕　37, 69, 141
桂皮　70, 71, 88, 99, 103
稽留熱　122
血虚　61, 66, 99, 103, 104
厥陰病　122
弦　128
検索エンジン　17
建中湯　71
建中湯類　60, 132
玄武　53
玄武湯　53
膠飴　71, 83, 112
抗炎症作用　63
紅花　99
皇漢医学　37
交感神経刺激作用　41
高血圧　14
膠原病　14
香蘇散❼　39, 43, 72

抗不安薬　29
香附子　50, 103
厚朴　103
五行説　140
牛車腎気丸⓯　35, 67, 96
呉茱萸　50
後世方　132
五臓理論　140
古方　131
五味子　50, 68
五苓散⓱　69
コレラ　15
コンプレキシティ　19

さ

臍下悸　97
柴胡　94, 100, 127
柴胡剤　60, 63, 123
臍上悸　97
細辛　68
山梔子　50, 103, 127
酸棗仁　50
地黄　66, 88, 99
地黄煎町　66
止汗作用　63
子宮頸癌　15
四君子湯㊉　65, 104
自然治癒力　32
実証　82
シナモン　70
清水藤太郎

　　　　　　68, 87, 100, 145
四物湯❼ 66, 67, 99, 104
炙甘草　50
炙甘草湯❻ 111
芍薬
　　　35, 66, 71, 95, 99, 111
芍薬甘草湯❻ 35, 43, 72
瀉下作用　63
瀉心湯　123
瀉心湯類　60, 64, 94, 127
車前子　50, 73
十全大補湯❹
　　　　43, 66, 67, 104, 141
証　39
少陰病　122
消化機能　82, 96
傷寒論　131
承気湯　70, 123
承気湯類　60
生姜　71, 76
将軍湯　108
小建中湯❾ 43, 71
小骨盤空　96
小柴胡湯❾ 63
上前腸骨棘　93
正倉院　144
消風散❷ 115
小腹鞕満　93
小腹不仁　96
少陽病　122, 125
初期化　21

初期消火　39
ジョン・スノウ　15
辛夷清肺湯❹ 115
心因性　15
心下振水音　96
心下痞鞕　94
参耆剤
　　　60, 65, 104, 123, 132
腎虚　61, 67
真正品　145
迅速性　17
真武湯❸ 68
水耕栽培　133
水毒　61, 103
睡眠薬　29
スキンシップ　129
ストレス　97
墨　131
精神疾患　14
青竜　53
舌下静脈の怒張　127
石膏　88, 127
舌苔　125
折衷派　133
川芎　66, 99
宋　131
相関関係　14, 17
蒼朮　50, 65
桑白皮　112
即効性　35
蘇葉　103

た

ダーゼン® 34
太陰病 122
大黄 88, 99
大黄剤 60
大建中湯(100) 43
大柴胡湯⑧ 37
大棗 71
大防風湯(97) 38
太陽病 122, 128
代用品 145
足し算の結晶 144
竹简 131
恥骨 96
調胃承気湯(74) 70
張仲景 132
釣藤鈎 103
沈実 128
鎮静作用 63
陳皮 68, 100
椿姫 22
低カリウム血症 35
当帰 66, 69, 83, 88, 99, 112
当帰飲子(86) 115
当帰芍薬散㉓ 70, 141
桃仁 99
動脈硬化 14
独参湯 108
トム・クルーズ 18
トライアスロン 21
トリカブト 68
鳥の大群 19

な

ナロキソン 33
二重らせん構造 19
二朮湯(88) 115
二陳湯(81) 100
二本棒 95
人参 65, 83, 88
ノンレスポンダー 34, 39

は

白苔 125
白鳥の首フラスコ 14
麦門冬 50, 103
パスツール 14
八味丸 54
八味地黄丸⑦ 35, 67, 96, 141
蜂蜜 54
半夏 68, 100
半夏瀉心湯⑭ 88
半夏白朮天麻湯㊲ 115
微似汗 40
ビッグデータ 16, 17, 18
白朮 50
百味箪笥 116
病位 122
檳榔子 50

浮緊　128
複雑系　19
副作用　35, 68
腹直筋　95
腹部大動脈の拍動　97
腹満　122
茯苓　65, 76
賦形剤　53
附子　68, 83
附子剤　60, 68
浮弱　128
復古主義　132
浮脈　128
プラセボ効果　32, 33
ブラッド・ピット　18
平　87
平均薬価　30
ボイド　20
防已　68
防風通聖散62　108
補完代替医療　30
補助輪　34
牡丹皮　50, 99
補中益気湯41　43, 66, 104, 141
牡蛎　97

ま

マイノリティ・レポート　18
麻黄　68, 83
麻黄剤　60, 62, 123, 128
麻黄湯27　38, 39, 62
麻黄と桂皮　63
麻黄と石膏　63
麻黄附子細辛湯127　39
麻子仁　50
松田邦夫　27, 37, 87, 140
マネーボール　18
水俣病　15
メチル水銀　15

や

湯本求真　37
ユンケル黄帝液　65
陽明病　122, 125
薏苡仁　50, 68
抑肝散54　97

ら

ラムネ　26, 32, 33, 35, 143
利水剤　60, 68, 100
離脱症状　29, 32
六君子湯43　43, 65
竜骨　97
料　54
臨床試験　34
臨床報告　143
類聚方広義　133
レスポンダー　34, 39
六病位　122, 128
六味丸87類　67

肋骨弓下　94

わ

ワイン　144
ワクチン　15
ワトソン　19

C

CDC　16

D

DNA　19

F

fMRI　33

I

iPS　21
iPS 細胞　19, 20

N

Nature　16
Neuron　33

O

OTC　29

S

SSRI　29

【著者略歴】
新見 正則 (にいみ まさのり) Masanori Niimi, MD, DPhil, FACS

1959 年生まれ	
1985 年	慶應義塾大学医学部卒業
1993 年～1998 年	英国オックスフォード大学医学部博士課程留学
	移植免疫学で Doctor of Philosophy（DPhil）取得
1998 年～	帝京大学医学部に勤務
2002 年	帝京大学外科准教授
2013 年	イグノーベル医学賞

帝京大学医学部外科准教授，アメリカ外科学会フェロー（FACS），愛誠病院下肢静脈瘤センター顧問，愛誠病院漢方外来統括医師．

専 門
血管外科，移植免疫学，漢方指導医・専門医，労働衛生コンサルタント，日本体育協会認定スポーツドクター，セカンドオピニオンのパイオニアとしてテレビ出演多数．
漢方医学は松田邦夫先生（東大 S29 年卒）に学ぶ．

著 書
下肢静脈りゅうを防ぐ・治す．講談社，2002，西洋医がすすめる漢方．新潮社，2010，本当に明日から使える漢方薬．新興医学出版社，2010，フローチャート漢方薬治療．新興医学出版社，2011，リラックス外来トーク術 じゃぁ，死にますか．新興医学出版社，2011，じゃぁ，そろそろ運動しませんか？ 西洋医学と漢方の限界に気がつき，トライアスロンに挑戦した外科医の物語．新興医学出版社，2011，じゃぁ，そろそろ減量しませんか？ 正しい肥満解消大作戦．新興医学出版社，2012，鉄則モダン・カンポウ，新興医学出版社，2012，症例モダン・カンポウ，新興医学出版社，2012，飛訳モダン・カンポウ，新興医学出版社，2013，フローチャート漢方薬治療 2，新興医学出版社，2014．など多数
i Phone アプリ：フローチャート漢方薬治療も絶賛販売中！

第 1 版第 7 刷発行	2022 年 10 月 13 日
第 1 版発行	2014 年 7 月 12 日

©2014

3 秒でわかる漢方ルール

（定価はカバーに表示してあります）

	著者	新 見 正 則
検 印 省 略	発行者	林　　峰 子
	発行所	株式会社 新興医学出版社
	〒113-0033　東京都文京区本郷6丁目26番8号	
	電話　03(3816)2853　　FAX　03(3816)2895	

印刷　三報社印刷株式会社　　ISBN978-4-88002-183-6　　郵便振替　00120-8-191625

- 本書の複製権・翻訳権・上映権・譲渡権・公衆送信権（送信可能化権を含む）は株式会社新興医学出版社が保有します．
- 本書を無断で複製する行為（コピー，スキャン，デジタルデータ化など）は，著作権法上での例外（「私的使用のための複製」など）を除き禁じられています．研究活動，診療を含む業務上使用する目的で上記の行為を行うことは大学，病院，企業などにおける内部的な利用であっても，私的使用には該当せず，違法です．また，私的使用のためであっても，代行業者等の第三者に依頼して上記の行為を行うことは違法となります．
- **JCOPY**〈出版者著作権管理機構　委託出版物〉
本書の無断複写は著作権法上での例外を除き禁じられています．複写される場合は，そのつど事前に，出版者著作権管理機構（電話 03-5244-5088，FAX03-5244-5089，e-mail：info@jcopy.or.jp）の許諾を得てください．

六病位のルール

❶真武湯㉚，麻黄附子細辛湯(127)

↓ No

❷白虎加人参湯㉞，茵陳蒿湯(135)
❸大黄＋芒硝を含む

↓ No

❹桃仁，牡丹皮，紅花，大黄，川骨を２つ以上含む
❺柴胡，黄連，黄芩，石膏，猪苓，釣藤鈎，黄柏，
薏苡仁，牡蛎，桔梗，厚朴，麦門冬，陳皮を含む

↓ No

❻桂枝湯㊺を含む
❼麻黄，香附子，葛根を含む

↓ No

❽大黄甘草湯(84)
❾芍薬５ｇ以上
❿当帰，人参，地黄，乾姜，呉茱萸，酸棗仁，黄耆，
膠飴を含む

↓ No

⓫少陽病　五苓散⑰

⓬例　外　※例外に該当するときは，パスして次に

❸通導散(105)，防風通聖散(62)
❺滋陰至宝湯(92)，越婢加朮湯㉘，当帰湯(102)，温経湯(106)，
❻当帰四逆加呉茱萸生姜湯㊳，桂枝加芍薬湯(60)，黄耆
黄湯(134)